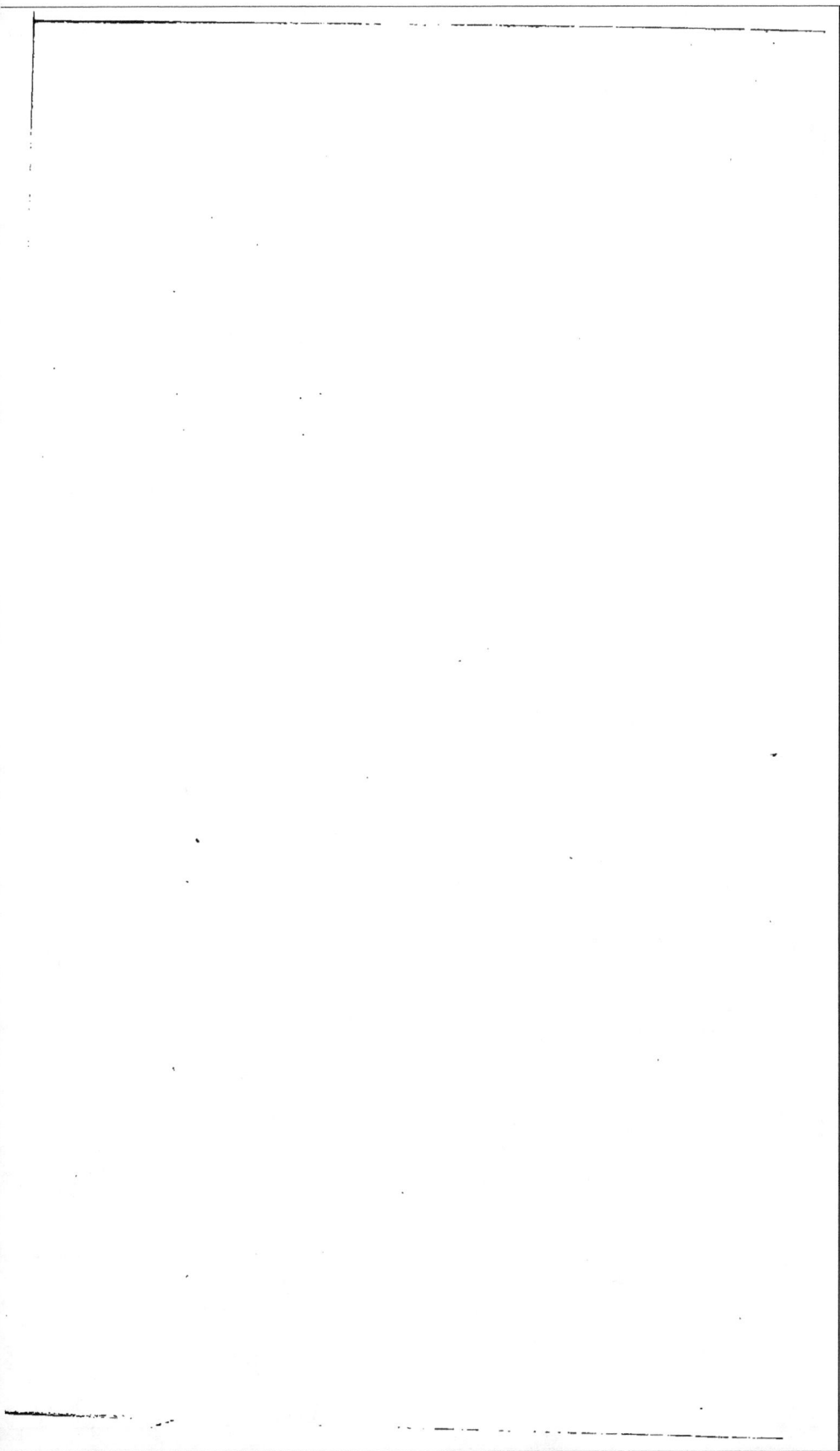

COUP-D'ŒIL

SUR

L'ENSEMBLE SYSTÉMATIQUE

DE LA

MÉDECINE-JUDICIAIRE,

CONSIDÉRÉE

DANS SES RAPPORTS

AVEC LA MÉDECINE-POLITIQUE.

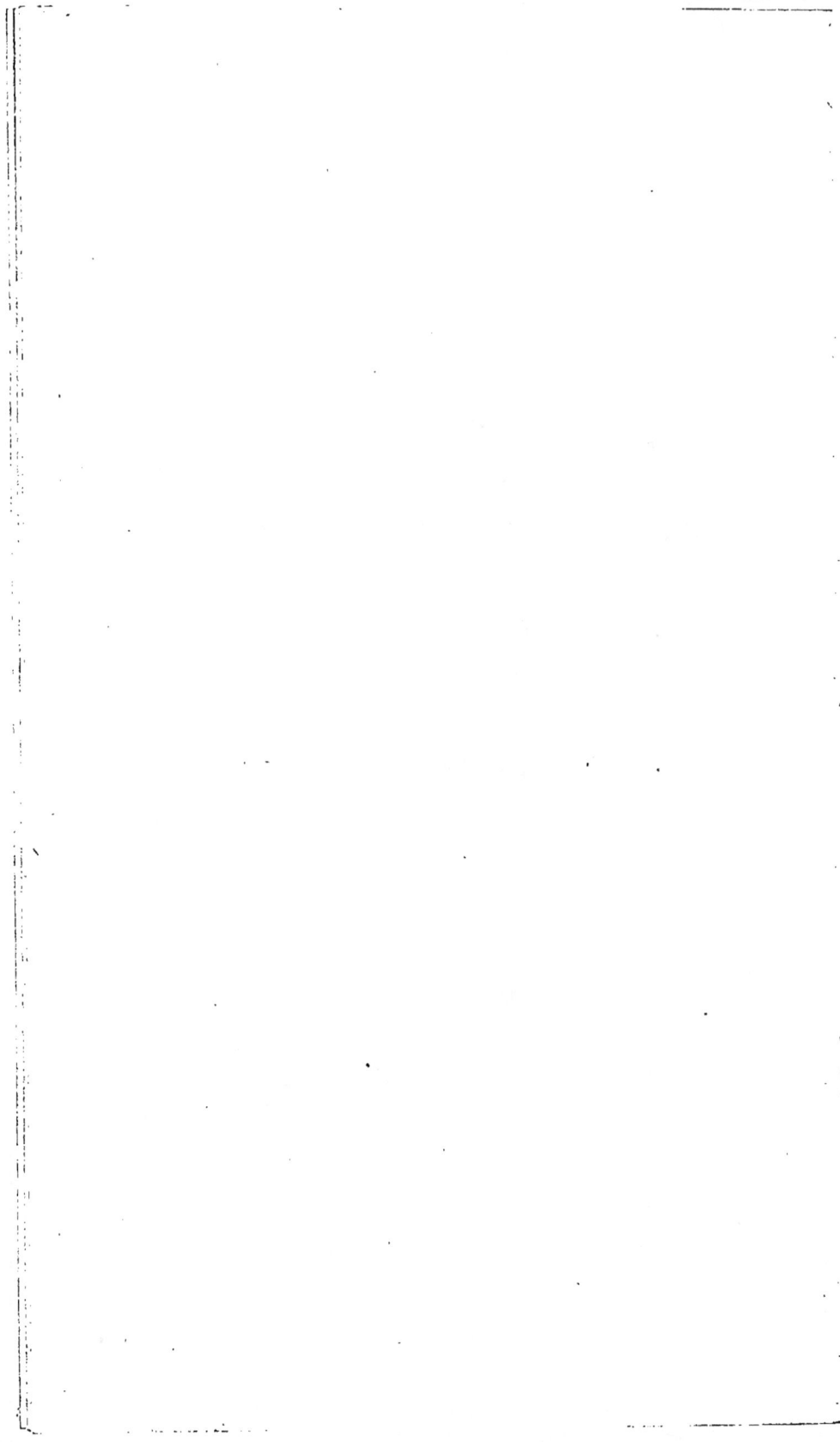

COUP-D'ŒIL

SUR

L'ENSEMBLE SYSTÉMATIQUE

DE LA

MÉDECINE-JUDICIAIRE,

CONSIDÉRÉE

DANS SES RAPPORTS

AVEC LA MÉDECINE-POLITIQUE.

PAR H. KÜHNHOLTZ,

Bibliothécaire et Agrégé en exercice de la Faculté de Médecine de Montpellier, Vice-Président du Cercle-Médical, Membre-Correspondant de la Société Royale de Médecine de Marseille, de l'Académie Royale de Médecine de Barcelonne, etc., etc.

Multa paucis.....

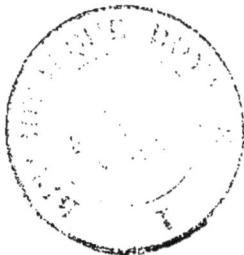

Montpellier.

Imprimerie de X. JULLIEN, place du Marché aux Fleurs, n° [illegible]

27 DÉCEMBRE 1834.

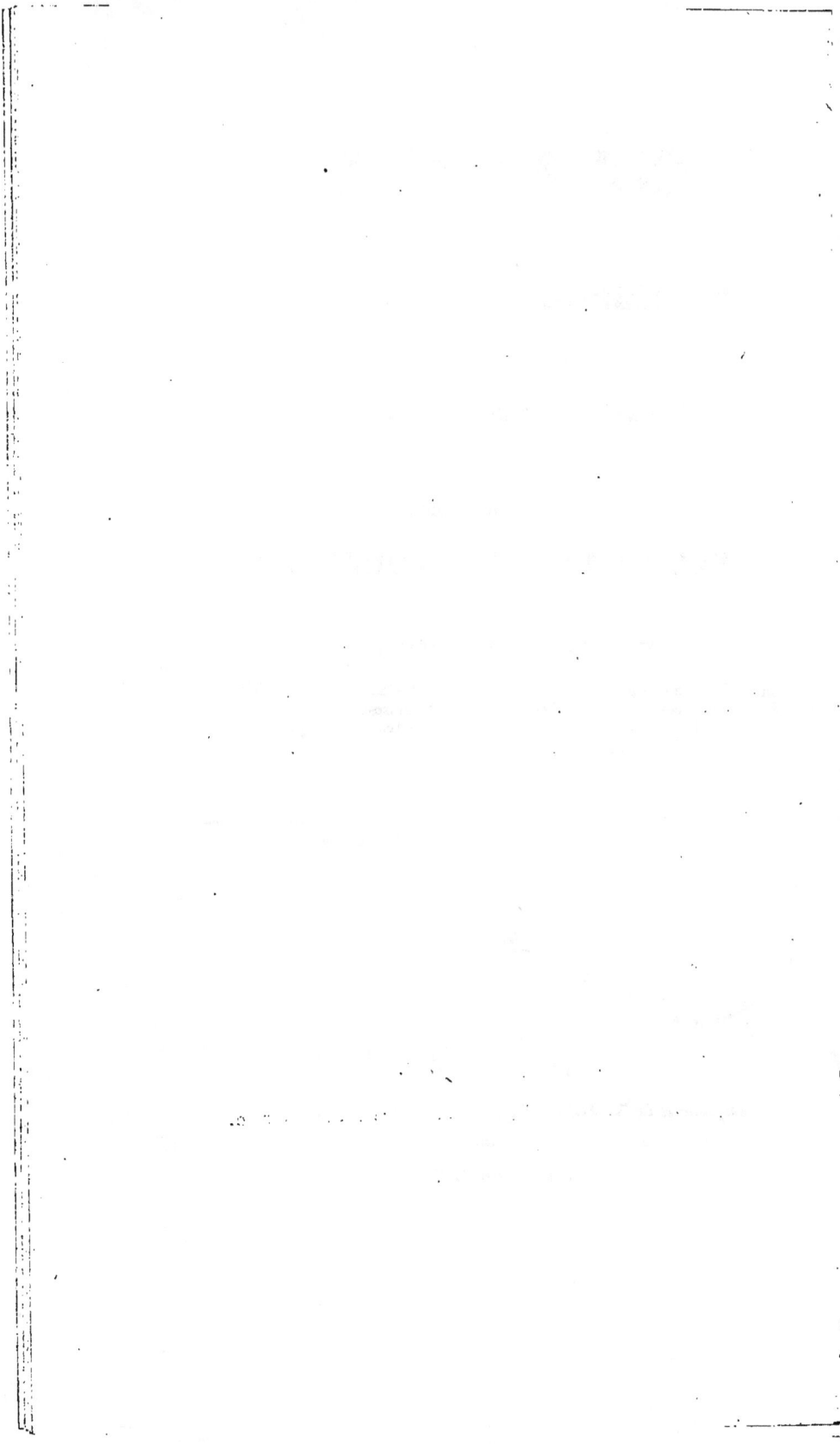

AVANT-PROPOS.

I. « La méthode, dit BACON, est » comme l'architecture des Sciences, » elle fixe l'étendue et les limites de » chacune, afin qu'elles n'empiètent » pas sur leur terrein respectif; car » ce sont comme des fleuves qui ont » leurs rivages, leur source et leur » embouchure.

M. ORFILA a donné des preuves de beaucoup de philosophie, lorsque, conformément aux préceptes de l'illustre Chancelier d'Angleterre et à la sagesse du vieil adage : *Qui trop embrasse mal étreint...*, il a séparé la *Chimie-Générale* et la *Toxicologie* d'avec la *Médecine-Légale*. Cet habile Chimiste a très bien vu que ces deux Sciences, d'ailleurs fort disparates, et qui s'étaient pendant long-temps mutuellement embarrassées dans leur marche, dorénavant mieux étudiées, seraient par cela même en état de se perfectionner plus rapidement.

M. Collard (de Martigny), autre autorité grave en pareille matière, avait aussi senti combien il était difficile de trouver les connaissances chimiques qu'exigent les analyses rigoureuses de matières variées mêlées à des substances vénéneuses, soit chez des Docteurs en Médecine, soit même chez les Pharmaciens ordinaires. « A Dieu ne plaise, dit-il, » que j'accuse les Docteurs en Médecine, et moins encore les Pharmaciens, d'être étrangers aux » Sciences Chimiques et Botaniques. » Mais il est constant que les études » auxquelles ils sont astreints, ne » peuvent *seules* les mettre en état » de se livrer, avec l'aplomb et l'habileté nécessaire, aux opérations » toxicologiques : et, *sur ce point,* » *j'en appelle au témoignage de l'immense majorité d'entr'eux* (1).

La Chimie la plus mobile et la plus progressive des Sciences, absor-

(1) *Annales d'Hyg. publ. et de Médec. légale,* tom. VII, pag. 170.

bant elle seule tous les instans des hommes instruits qui veulent la cultiver avec distinction, exigeait impérieusement, en effet, cette division, surtout à une époque où l'on sent généralement combien il serait avantageux de rendre les chaires des Facultés de Médecine plus spéciales qu'elles ne l'ont été jusqu'à ce jour.

On doit reconnaître cependant qu'il est des matières qui, par leur nature, se trouvent sur les limites de la Chimie et de la Médecine-Légale, dans un de leurs points de contact, et qui, envisagées sous des aspects différens, appartiennent réellement autant à l'une qu'à l'autre.

Mais si l'*empoisonnement*, par

exemple, appartient exclusivement à la Chimie, *tant qu'il ne s'agit que de l'analyse de la substance vénéneuse*, on conviendra facilement que, considéré à son tour *sous le point de vue purement médical*, il rentre presque exclusivement alors dans le domaine de la Pathologie, convenablement éclairée par l'Anatomie et la Physiologie, c'est-à-dire dans les attributions du *Médecin-Légiste*.

Un seul coup-d'œil sur l'inégalité de la marche progressive des deux parties dont la Toxicologie se compose, suffit pour mieux faire sentir la vérité de ce qui vient d'être dit, et pour faire justement apprécier en même temps le grand avantage que présente la division récemment opérée.

Quoique la *Toxicologie-chimique* ait fait les progrès les plus rapides, grâce surtout aux travaux de M. ORFILA, la *Toxicologie-médicale* est restée en arrière sur plus d'un point important, parce qu'on n'a pas eu recours aux idées physiologiques profondes qui seules auraient pu répandre quelque vive lumière sur ce sujet.

Espérons donc que, délivrée aujourd'hui des embarras que lui occasionnait la *Toxicologie-chimique*, la *Médecine-Légale* ne manquera pas de faire de rapides progrès, à moins que, contre l'attente générale, aussi bien que contre le désir formel de M. Orfila, on ne voulût encore continuer à *confondre* les matières de deux chaires *actuellement si distinctes, au risque de ménager pour l'avenir leur réunion forcée,* ce qui, dans l'état actuel de nos connaissances, serait évidemment un *grand pas rétrograde.*

II. Plus je m'occupe de Médecine en considérant cette Science dans ses rapports avec la Législation, et plus j'ai d'occasions de me convaincre que ce que l'on appelle *Médecine-Légale* a été jusqu'à ce jour *mal dénommé, mal défini, mal divisé,* et surtout *mal limité.*

On dirait que les Juges du Concours de *Médecine-Légale,* actuellement ouvert devant cette Faculté, éprouvent une conviction analogue à la mienne; bien plus, on serait presque en droit de penser qu'ils en ont donné la preuve implicite, quand ils ont mis dans l'urne la question suivante, que le sort a bientôt désignée comme devant être traitée par tous les candidats : « *Ex-* » *poser l'ensemble systématique des* » *connaissances théoriques et prati-* » *ques, nécessaires à l'étude, à l'en-* » *seignement et à la pratique de la* » *Médecine-Légale.* »

Ce qui devait principalement frapper dans cette question, c'étaient les mots *ensemble systématique* : c'est là aussi ce que je me suis cru obligé de prendre surtout en considération dans ma réponse.

Mais comme le temps qui nous avait été donné pour traiter une question aussi vaste était bien court, et que d'ailleurs j'avais été forcé de perdre le tiers des huit heures qui nous avaient été accordées, par l'effet d'une *indisposition dont la cause était complètement indépendante de moi*, j'ai désiré faire voir à mes Juges, qu'avec un peu plus de loisir, et au milieu de circonstances moins défavorables, j'eusse été à même de donner beaucoup de détails sur le vaste sujet dont j'avais dû me contenter alors de tracer largement toutes les divisions.

Je me suis donc étudié à démontrer que, quoi qu'en eussent dit les auteurs de *Médecine-Légale* les plus recommandables de notre époque, non seulement on pouvait très bien faire un *système* de l'*ensemble* des questions *médico-judiciaires*, mais encore que, sous le titre de *Médecine-Politique*, il était possible de classer la *Médecine-Politique du for externe*, et la *Médecine-Politique du for interne*, dont la première comprendrait comme autant de divisions naturelles : la *Médecine-Législative*, la *Médecine-Administrative* et la *Médecine-Judiciaire*.

Je n'ai adopté une marche différente de celle que la rédaction de la question de Concours indiquait, que parce que si j'avais voulu la suivre, j'aurais été forcé de renoncer à l'exposition d'un certain nombre d'idées qui m'ont paru présenter quelque chose de neuf, par la grande raison que, malgré les nombreuses recherches auxquelles je me suis livré, *je ne les ai rencontrées nulle part.*

Si ceux qui liront cet écrit, dont la rédaction a été des plus rapides, s'aperçoivent néanmoins qu'enfin la Science qui en fait l'objet est désormais pour eux *mieux dénommée*, *mieux définie*, *mieux divisée* et surtout *mieux limitée*: au lieu de regretter mon temps et mes veilles, je pourrai penser, seulement alors, que j'ai été réellement utile, en atteignant le but que je m'étais proposé.

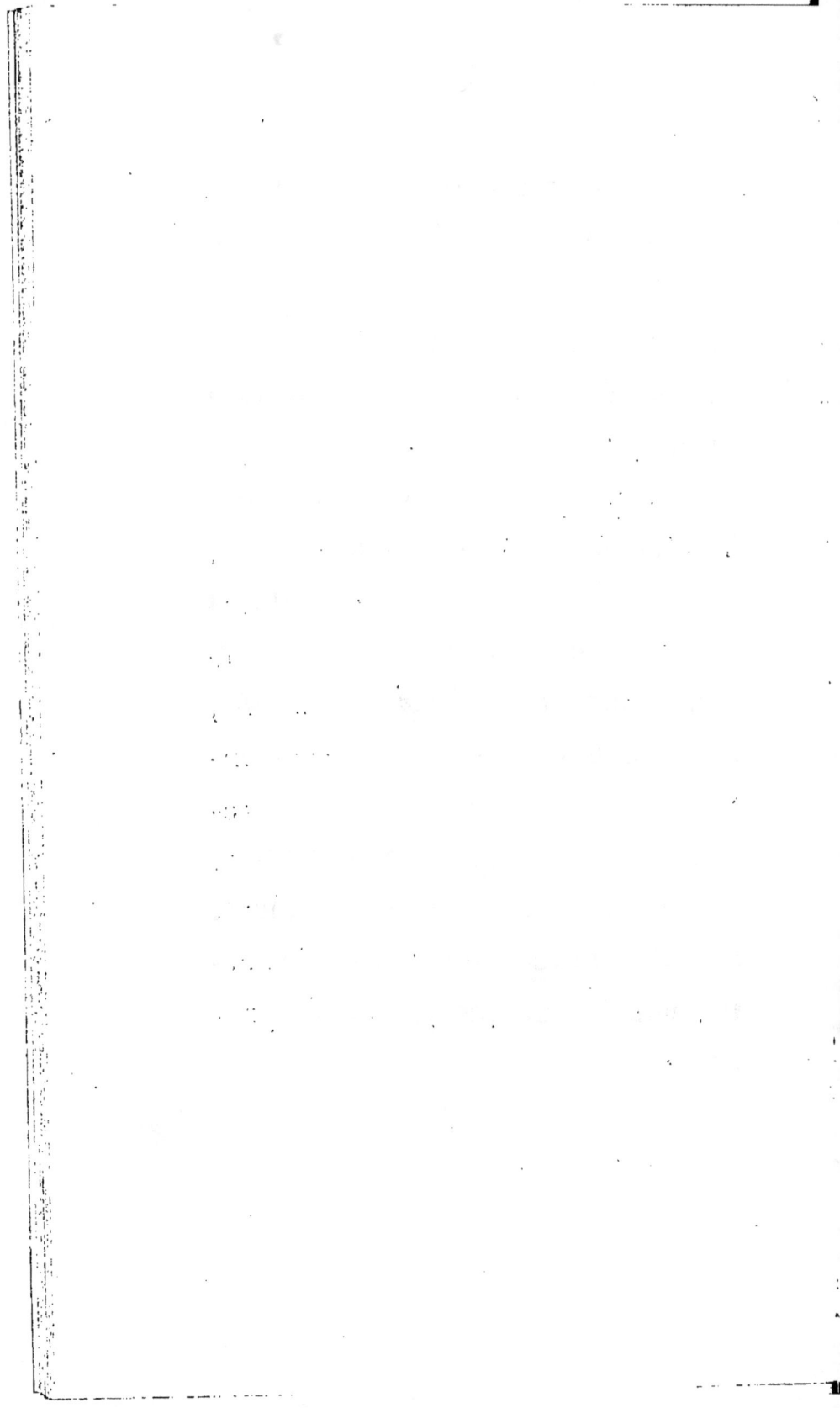

COUP-D'ŒIL

SUR

L'ENSEMBLE SYSTÉMATIQUE

DE LA

MÉDECINE-JUDICIAIRE,

CONSIDÉRÉE

DANS SES RAPPORTS

AVEC LA MÉDECINE-POLITIQUE.

PREMIÈRE PARTIE.

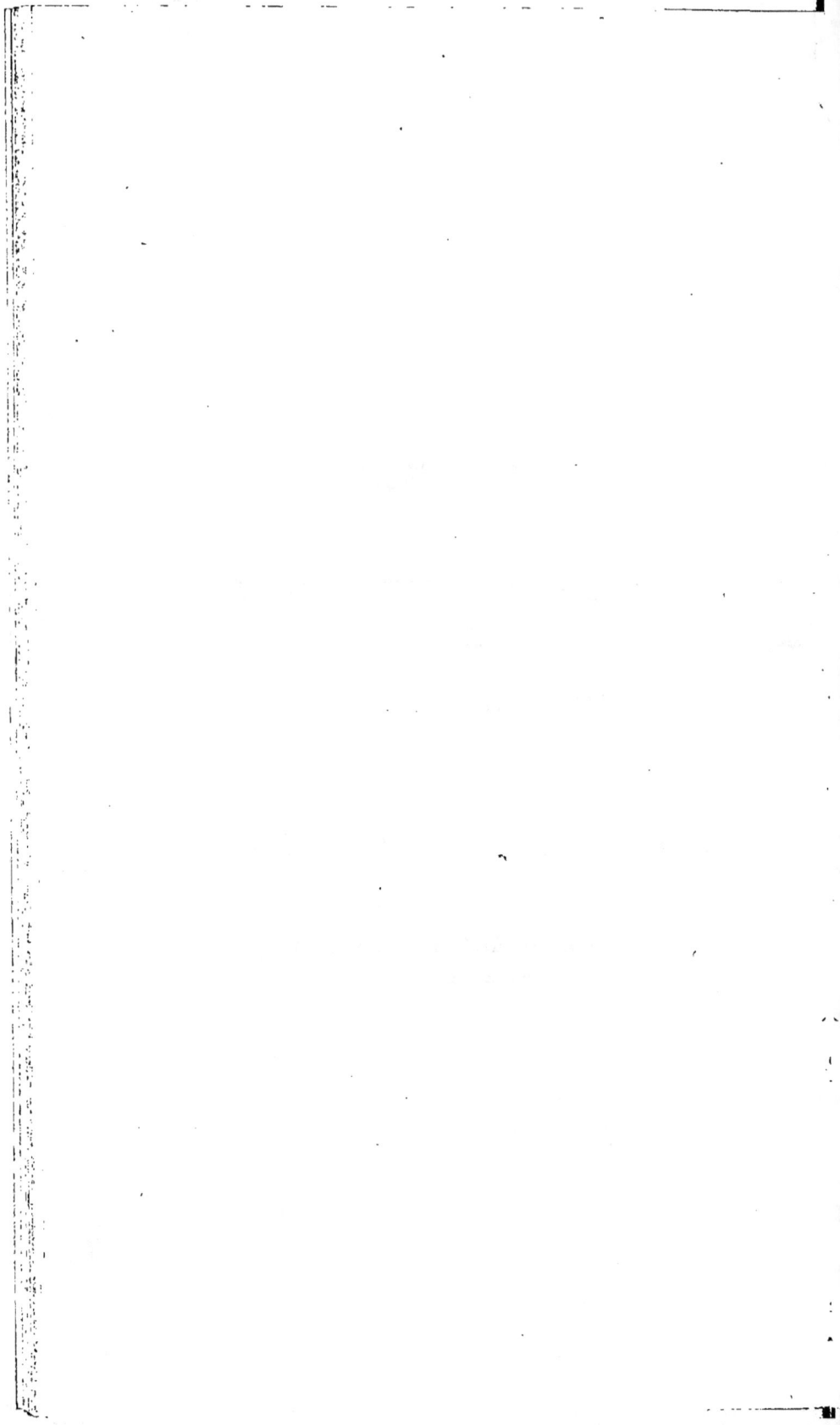

COUP-D'ŒIL

SUR

L'ENSEMBLE SYSTÉMATIQUE

DE LA

MÉDECINE-JUDICIAIRE,

CONSIDÉRÉE

DANS SES RAPPORTS

AVEC LA MÉDECINE-POLITIQUE.

I. Toute Médecine suppose qu'il existe des causes morbifères, des états morbides, et des moyens de les connaître, de les classer, de les soulager souvent et même de les guérir. Le Docteur Murat jetant un coup-d'œil général, et peut-être pour la première fois réellement philosophique, sur l'ensemble de la *Médecine-Légale*, a donc pu penser, avec juste raison, qu'il existait aussi, pour cette partie de la vaste Science-de-l'Homme, une *Etiologie* et une *Nosologie médico-légales*. Il aurait même pu ajouter une troisième division aux deux qui viennent d'être désignées : la *Thérapeutique médico-légale*, c'est-à-dire la *Thérapeutique* considérée sous le rapport du temps qu'exigent les diverses lésions pour leur guérison. C'est à cette *Thérapeutique* que doivent être rapportés les tableaux publiés par BIESSY, et par MM. BRIAND, ORFILA et SEDILLOT, dont les premiers ont été justement regardés comme favorisant beaucoup trop les coupables.

II. Mais si toute Médecine a une *Etiologie*, une *Nosologie* et une *Thérapeutique*, il faut reconnaître également qu'elle doit avoir un but distinct selon la position spéciale dans laquelle se trouve celui qui exerce une des parties de l'art universel de guérir, de cette vaste Science que l'on peut aussi, si on le veut, appeler *Médecine-Générale* : le Pédicure, le Dentiste, le Pharmacien, dans certaines occasions, le Médecin-Vétérinaire, la Sage-femme, l'Officier-de-Santé, le Docteur en Chirurgie, le Médecin-légiste et le Docteur en Médecine, sont appelés pour traiter des maladies, pour soulager et pour guérir autant qu'il est en eux de le faire; mais ils doivent constamment tendre vers leur but spécial, rester dans les limites tracées à leurs professions par la loi, et distinguer, pour les respecter toutes, les différentes attributions ou prérogatives fondées sur les divers degrés de capacité intellectuelle.

Ce n'est pas sans raison que nous avons signalé les Médecins-Vétérinaires, en fesant l'énumération que l'on vient de lire.

Si dans les Facultés de Médecine, les divisions de la Science-de-l'Homme en chaires bien distinctes, ont été établies pour que les limites naturelles de chaque matière pussent signaler les invasions de territoire scientifique, à plus forte raison doit-on distinguer l'une d'avec l'autre, la *Médecine-Humaine* et la *Médecine-Vétérinaire*, lors surtout que des *Ecoles Spéciales* ont été créées pour cette dernière.

A Dieu ne plaise que je veuille jeter de la défaveur sur quelque profession que ce soit, moi qui suis si pleinement convaincu, qu'à un très petit nombre d'exceptions près, dont la source, peut-être encore, est plus dans nos préjugés que dans la raison et la justice, toutes les professions peuvent être rendues honorables! A Dieu ne plaise que j'aie eu l'intention de blesser l'amour-propre de personne et d'humilier qui que ce soit! je me serais mal exprimé, ou l'on m'aurait mal saisi, si l'on pouvait avoir eu cette pensée. Mais malgré le soin qu'a pris BAUMER de rapprocher dans le même ouvrage les *Jurisprudences médico-militaires* et *Vétérinaire-civile* (1), je ne saurais approuver une pareille association. L'Art Vétérinaire mérite sans doute toute notre considération; en Espagne, en Italie, en Allemagne, en Angleterre et surtout en France (2), depuis le dernier siècle, des hommes d'un mérite généralement reconnu qui s'en sont occupés, ont tant ajouté aux anciens écrits de SEXTUS et de VEGÈCE! Qui pourrait ignorer les services qu'ont rendus GESNER, ALDROVANDE, RUINI, SOLEYSEL, LA GUÉRINIÈRE, GARSAULT, LAFOSSE père, BOURGELAT, CHABERT,

(1) Vid. JO.-WILH. BAUMER, *Medicina forensis præter partes consuetas primas lineas* Jurisprudentiæ medico-militaris *et* veterinario-civilis continens. *Francofurti et Lipsiæ*, 1778, in-8.

(2) Voy. AMOREUX, *Notice historique sur l'art vétérinaire, etc.* Montpellier, 1810, in-8.

Flandrin, Bredin, et tant d'autres, auxquels on doit réunir MM. Girard, Vatel, Yvart, Grognier, Rainard, Renault et Moiroud, rédacteurs du *Recueil de Médecine-Vétérinaire pratique* qui se publie dans ce moment. Mais loin d'imiter en cela des auteurs Allemands d'ailleurs très estimables, je me garderai bien de manquer de Philosophie au point de confondre la *Médecine-Légale* avec la *Médecine-Vétérinaire*, qui doivent être aussi soigneusement distinguées l'une de l'autre, que les *Ecoles Royales Vétérinaires* d'Alfort, de Lyon et de Toulouse le sont elles-mêmes d'avec les Facultés de Médecine de Montpellier, de Paris et de Strasbourg.

Faudrait-il en effet confondre des professions qui devront toujours être distinctes, tant à cause du but qu'elles se proposent, que de la vaste étendue du domaine de chacune d'elles? non sans doute. Les Médecins-Vétérinaires font très bien d'élever *leur Art*, je dirai plus, pour être vrai, *leur Science* : c'est une preuve qu'ils aiment leur état comme ils le doivent ; j'en ferais autant si j'étais à leur place : la *Médecine-Vétérinaire* ne peut que gagner beaucoup par l'effet de cette émulation. Mais le *Médecin* de *l'Humanité*, mais le *Médecin de l'homme malade en contact avec les lois civiles et criminelles*, c'est-à-dire, le *Médecin-légiste*, dont la science, comme l'a très bien senti M. Orfila, a besoin d'être plutôt *restreinte et même subdivisée*, *qu'étendue* par une sorte d'esprit de conquête, doivent s'opposer, de tout leur pouvoir, à ce qu'on rabaisse l'ordre de connaissances auxquelles ils se consacrent, et qu'on humilie, dans leurs semblables, le sujet de leurs propres méditations.

III. Je suis très convaincu que les principaux obstacles qui se sont opposés aux progrès de la *Médecine-Légale* ont été :

1° La confusion des diverses branches de la *Médecine*, en prenant ce mot dans sa plus vaste acception.

2° Les fautes graves ou les erreurs des Chirurgiens-jurés qui ont été chargés de faire des rapports dans le principe ; telles que :

a. L'oubli ou l'omission volontaire de circonstances essentielles (non ouverture d'une ou deux cavités, quoique cette exploration fût nécessaire) ;

b. L'emploi vicieux des termes techniques résultant d'un défaut d'instruction suffisante ;

c. L'observation inattentive ou irréfléchie

des faits, ou les conséquences erronnées tirées de faits même bien observés.

3° La généralisation vicieuse de certaines expressions techniques, opérées par le législateur, et qui semblent aujourd'hui consacrées et sanctionnées par le texte même de nos lois.

4° Le défaut de soin de l'autorité requérante dans la désignation d'Experts qui n'étaient ni aussi *spéciaux*, ni aussi *nombreux* qu'ils eussent dû l'être, dans certaines occasions.

5° Enfin le défaut de connaissances anatomiques et surtout physiologiques, même chez des Médecins-légistes qui ne manquaient pas de réputation.

1. Il n'est pas étonnant que l'on ait confondu pendant long-temps, avec la *Médecine-Légale*, diverses branches de la Médecine, qui en étaient plus ou moins rapprochées, mais qui auraient dû en être distinguées pour de très bonnes raisons, puisque, de nos jours même, des hommes de beaucoup de mérite d'ailleurs, n'ont pas pu faire cette distinction d'une manière bien précise et satisfaisante, dans les bons ouvrages qu'ils ont publiés.

Il est moins commun qu'on ne le pense peut-être, que des hommes même instruits et doués de beaucoup d'esprit et de connaissances, aient la force de tête nécessaire pour présenter un tableau complet, un programme contenant les *partitions, l'ensemble systématique* de toutes les propositions fondamentales des sciences qu'ils professent, convenablement enchainées, c'est-à-dire, dans l'ordre le plus philosophique!

Aussi on ne peut que louer le Ministre de l'Instruction Publique qui avait prescrit que chaque Professeur de Faculté de Médecine publiât, avant de commencer son cours, le *programme raisonné* des leçons qui devaient être faites dans le semestre actuel.

Une mesure aussi sage n'avait directement en vue que le progrès de toutes les branches de la Science-de-l'Homme en général, mais surtout particulièrement de la Médecine, et les écrits de ce genre publiés par M. Prunelle, par F. Bérard et Anglada, et par MM. les professeurs Caizergues, Golfin, Ribes et Delile, pourraient servir, s'il le fallait, de démonstration à l'assertion que je n'ai pas craint d'énoncer.

En parcourant les divers ouvrages des Médecins-légistes, on est, en effet, réellement étonné de voir tant de confusion dans des matières qui auraient dû être soigneusement distinguées, si l'on eut eu un peu moins d'irréflexion ou de précipitation quand on les a composés, ou si l'on aime mieux, un peu plus de philosophie. Tantôt on voit la *Médecine-Légale et l'Hygiène-publique* si fortement mêlées et confondues, que, sous le titre de l'une, il arrive, dans beaucoup de cas, que l'on traite des questions évidemment afférentes à l'autre; et tantôt, sous le titre de l'une de ces deux Sciences, on traite, avec détail, des questions qui sont, il est vrai, d'une autre division de la Médecine considérée dans ses rapports avec la législation, mais que l'on doit soigneusement distinguer, tant de la *Médecine-Légale* que de l'*Hygiène-publique.* On verra comment j'ai cru devoir envisager la *Police-Médicale.*

Je n'ai pu croire que, comme n'ont pas craint de le dire même des auteurs graves, les matières de la Médecine-Légale, dussent être regardées comme n'étant nullement liées entre elles, et comme peu ou point susceptibles d'être traitées autrement que *isolément.*

Loin delà, je suis convaincu que j'ai su trouver dans une brochure du Docteur Murat, publiée en 1803, *les principales idées* sur lesquelles on pouvait établir une possibilité d'enchaînement continu et naturel des objets dont se compose la *Médecine-Légale*. Je me suis étudié, 1° à analyser cette brochure de manière à en faire apprécier le mérite, mais aussi à en signaler les défauts; 2° à corriger tout ce qui m'a paru défectueux dans l'enchaînement des idées; 3° à remplir les lacunes considérables que ce travail présentait; 4° à compléter, après l'avoir mieux divisé, le tableau qui en était la conclusion, par l'addition d'espèces, de genres et d'ordres nouveaux; et 5° enfin, j'ai visé à rapprocher, pour mieux l'unir, tout ce que Murat comprend sous le titre de *Code Social*, c'est-à-dire, *tout ce dont il s'est occupé*, afin de le rapporter ensuite à une Science beaucoup plus vaste: la *Médecine-Politique*.

On verra plus tard comment j'ai divisé cette dernière.

2. L'omission de circonstances importantes, telle que l'ouverture d'une des cavités, quand on a jugé mal à propos que celle

d'une seule ou des deux autres était suffisante, s'est long-temps opposée à l'acquisition d'un grand nombre d'idées.

a. Plus d'une fois, à l'aide d'une nécropsie faite régulièrement et en temps opportun, on aurait pu trouver l'explication de phénomènes morbides devenue plus tard impossible, parce que la putréfaction était trop avancée, et que nous ne possédions pas encore les moyens désinfectans que les progrès immenses de la Chimie moderne ont mis à notre disposition. Il est aisé de concevoir que des ommissions de cette nature ont dû souvent être cause que l'*Etiologie*, l'*Anatomie-Pathologique* et par conséquent la *Thérapeutique médico-judiciaires* ont été retardées dans leurs progrès.

b. Quant à l'*emploi vicieux des termes techniques*, et aux *conséquences erronnées* déduites des faits, on aurait tort de les attribuer seulement aux anciens Chirurgiens-jurés chargés des rapports. La lecture des ouvrages les plus modernes nous en fournirait de nombreux exemples, si je les croyais nécessaires. Qui ignore que dans des causes célèbres, des gens ayant un titre ont pu confondre des *congestions sanguines par cause in-*

terne avec des *ecchymoses suite de contusions?* qui ne sait que l'épigastre a été souvent désigné pour l'hypogastre, etc....!

c. Combien de fois l'observation inattentive ou irréfléchie des faits n'a-t-elle pas donné lieu à des meurtres judiciaires, tandis que dans certaines occasions on a laissé vivre des criminels que l'on ne savait pas reconnaître pour tels!

1° La coïncidence d'une fausse couche ou d'une apoplexie auxquelles les sujets étaient disposés, avec des blessures très légères, ont rendu plus d'une fois criminel celui qui n'était que *malheureux*.

Dans d'autres circonstances, au contraire, celui qui avait tué par de fortes commotions, qui ne laissaient pas de traces sensibles de leurs effets sur le cadavre, échappait au glaive de la Justice, non parce qu'il n'était pas criminel, mais bien parce qu'il était *heureux*.

2° Quant aux conséquences erronnées tirées de faits même bien observés, les déplorables affaires des SIRVEN, des CALAS, des MILLET, les attestent suffisamment elles seules : le sang et l'honneur de la pauvre Humanité ont été si peu ménagés dans tant d'occasions, qu'il me serait aisé de multiplier ce genre de preuves pour peu que j'en eusse le désir.

3. Pour ce qui concerne la généralisation forcée par le Législateur d'un bon nombre d'expressions techniques employées en Médecine, dans un sens beaucoup plus restreint, et quelquefois même dans une acception bien différente, si elles ont paru dans quelques circonstances procurer un avantage réel à l'application des lois qui en est devenue plus facile, on reconnaîtra aussi que, dans bien des occasions, le Législateur aurait pu, en consultant des Docteurs toutes les fois que leur coopération eût été nécessaire, éviter de dénaturer la signification des mots à un point tel que la raison et le simple bon sens en sont quelquefois choqués. Cela est si vrai, que quand on se pique d'un peu de sévérité dans le langage, il est prudent, pour ne pas induire en erreur ceux qui nous écoutent ou nous lisent, d'avoir recours à quelques précautions oratoires qui rappellent le sens dans lequel nous prenons actuellement le mot ou l'expression dont nous nous servons: telle que par exemple, *en Médecine* dans un cas; et *en Médecine-légale*, dans l'autre.

Les mots *poison*, *fureur* (1), *castration*, *séduction* sont autant d'exemples que je pourrais citer à l'occasion de ce qui vient d'être dit. On sait bien qu'aux yeux de la loi le mot poison est une substance qui tue quand elle est introduite dans le corps, quoique, à proprement parler, elle puisse n'être nullement vénéneuse; et que celui de *fureur* désigne non seulement la *fureur proprement dite*, mais encore « *toute aliénation mentale* d'où » peut résulter pour la société, un danger » plus ou moins imminent. » On sait bien aussi que conformément à l'arrêté de la Cour de Cassation, en date du premier septembre mil huit cent quatorze, « *l'amputation* » *d'un organe quelconque nécessaire à la génération* constitue le crime de *castration* (2). » On sait bien encore que certains Médecins-légistes, d'accord avec la loi, ont appelé *séduction*, le *viol* à l'aide de l'*ivresse* ou du *narcotisme* (3). Il serait facile de multiplier les citations de cette nature : on n'aurait qu'à le vouloir.

4. S'il est injuste d'exiger qu'un Médecin soit

(1) Voy. Briand, *Man. compl. de Méd. Lég.*, pag. 443.
(2) Voy. Murat, ouvr. cit., pag. 34, note (1).
(3) Briand, ouvr. cit., pag. 285.

aussi fort en fait de législation qu'un Jurisconsulte, il serait tout aussi peu raisonnable sans doute de vouloir qu'un Jurisconsulte ou un Magistrat connussent autant de Médecine qu'un Docteur; mais on peut dire cependant que ces derniers devraient connaître assez de Médecine, pour n'appeler comme *Experts*, dans une cause déterminée, que les gens de l'art appropriés à la nature de la prévention. Quelque distingué que fût un Docteur en *Médecine*, l'autorité d'une ville comme la nôtre sent bien que ce ne serait pas lui qu'on devrait charger d'une *analyse chimique rigoureuse* dans un cas d'empoisonnement par des substances vénéneuses surtout peu usitées. Il n'est pas besoin de supposer que l'empoisonnement soit l'effet de l'administration d'une substance végétale pour donner une idée de l'embarras où se trouverait le Docteur, s'il avait la prétention de vouloir faire penser qu'il connaît ce qu'il ignore. Heureusement l'autorité s'adresse toujours à des gens dont la probité est reconnue, et il ne sera point à craindre ici qu'à l'occasion d'un crime, le glaive de la Justice qui ne doit être que vengeur, au lieu de se contenter de punir, ne coure le risque d'en commettre lui-même involontairement un second.

Plus jaloux de conserver son honneur et la tranquillité de sa conscience que d'accroître sa réputation par une charlatanerie qui d'ailleurs ne pourrait être long-temps déguisée, le Docteur mal à propos désigné, refuserait d'exécuter un ordre de l'autorité qui se serait trompée, et, lui ouvrant lui même les yeux sur son erreur, il la dirigerait dans le choix d'un habile Chimiste qui serait alors le seul *Expert*, d'après le *rapport judiciaire* duquel on pût, en toute sûreté, absoudre l'accusé, ou envoyer le coupable languir à jamais loin de sa patrie, ou bien porter sa tête sur un échafaud. C'est là ce que commandent simultanément la Morale, la Religion et l'ensemble des lois fondées sur la Nature et l'Humanité : le *Droit des Gens*.

5. Mais c'est principalement dans le défaut de connaissances anatomiques et physiologiques suffisamment étendues et profondes, que les progrès de la Médecine-Légale ont trouvé leurs principales pierres d'achoppement.

Tantôt on a regardé, comme preuves de suicide, des circonstances, des dispositions anatomico-physiologiques, que l'on ne saurait aujourd'hui reconnaître comme telles.

Tantôt, on a vu du surnaturel, de prétendues résurrections, à l'occasion d'individus chez lesquels on n'avait pas su reconnaître une mort apparente.

Tantôt, on a regardé comme résultant de la malveillance, ou même d'un crime, certains phénomènes qui n'étaient que l'exagération et la direction vicieuse des forces ou des pouvoirs naturels dont jouit le corps humain vivant, dans l'état normal, comme dans les combustions humaines spontanées, par exemple, etc.

Quant à l'ignorance de l'Anatomie la plus élémentaire, elle a été poussée si loin dans certaines occasions, que, quoique les faits qui l'attestent soient bien constatés, on a toutes les peines du monde à les croire.

On voit dans la *Gazette de Santé* (année 1803, pag 604 et suiv.), qu'un Officier-de-santé qui ne savait ce qu'étaient ni l'*épigastre*, ni l'*hypogastre*, ni les *hypochondres*, a même ignoré qu'il avait tué le malade qu'il s'était chargé de guérir, quoique un Pharmacien eut fait tout ce qui avait dépendu de lui pour l'en empêcher!

Personne n'ignore aujourd'hui combien ont été funestes des erreurs de cette nature, dont les déplorables résultats ont été : la perte de fortunes considérables, des enterremens de personnes vivantes; une mort ignominieuse et injuste sur la roue ou sur l'échafaud, et, ce qui est pire encore, le déshonneur nullement mérité d'un ou de plusieurs individus, rejallissant sur leurs familles entières, par l'effet de préjugés qu'on ne peut bannir de sa pensée, quelque vrai que soit le témoignage de la raison quand il en signale et qu'il en démontre l'injustice!

IV. Analyse de la brochure du Docteur Murat, intitulée : *Tableau synoptique d'une Nosologie Légale fondée sur le Code Social*, Paris 1803, in-8º (de 43 pages, plus un tableau).

Dans un discours où la *Médecine-Légale* est définie comme « conservant la santé des »uns, guérissant les *infirmités des autres* et »*veillant* surtout *à la sûreté personnelle de tous*» : le Docteur Murat s'attache d'abord à faire ressortir l'importance et l'utilité de cette Science, et pour bien distinguer l'*Hygiène* et la *Pathologie* de la *Médecine-Légale*, il met en opposition ceux de leurs caractères qui semblent le plus contraster : *ce pouvoir si étendu de la nature dans les premières, s'anéantissant complètement dans la seconde où l'opinion du rapporteur est tout.*

Sentant tous les besoins de la *Médecine-Légale*, et s'efforçant de la perfectionner, Murat a judicieusement pensé qu'il devait s'attacher d'abord, à *fixer les limites de cette Science, en présentant un tableau pour tous les cas proprement dits de Médecine-Légale; à poser les régles qui doivent servir de base d'une division complète des rapports judiciaires; à indiquer le moyen le plus propre à découvrir l'existence d'une maladie légale et à la constater de manière à en porter la conviction intime dans l'âme du Juge sans compromettre d'ailleurs la religion du Médecin.* (1). Telles sont les idées qui lui ont servi de pointde départ et qu'il se proposait de publier, avec tous les développemens nécessaires, quand la mort a arrêté ce beau projet.

La classification qu'il a appelé : sa *Nosologie-Légale*, est fondée sur ce que : 1° les meilleurs ouvrages de Médecine-Légale sont en *défaut*, comme celui de Zacchias; ou di-

(1) Voy. pag. 12.

visés avec assez peu de soin pour comprendre pèle mèle, une question d'Hygiène, qui aurait dû en être séparée, tels que ceux de Plenck, de Sikora et de Fodéré (1);

2° Sur ce que les auteurs de l'Encyclopédie avaient senti le besoin d'un ouvrage de ce genre, et que ces grands hommes, dont La Fosse était l'organe dans cette occasion, avaient manifesté hautement le vœu que cette lacune de la science leur avait suggéré.

Murat a eu un mérite qu'on ne pourrait lui contester sans injustice: il a très bien senti que la diversité des opinions qui avaient présidé à la conception et à la division des traités dont il s'agit, provenait de ce que les *Médecins-légistes n'avaient point saisi les fondemens de la Médecine-Légale,* et de ce qu'ils ne *s'étaient pas douté que la Médecine-Légale avait son étiologie comme les autres parties de la Médecine* (2).

L'auteur aborde ensuite son *plan de Médecine-Légale qui ne contient que l'essentiel.* « Ce

(1) Il s'agit ici de la première édition, mais la deuxième est elle-même loin d'être à l'abri de ce reproche.

(2) Pag. 18.

» plan est calqué sur les diverses conventions » sociales qui lient les hommes entr'eux dans » la société, et la *violation* de ces convention, » et *l'impuissance physique* ou *morale* d'en rem- » plir les conditions forment autant de classes » naturelles, qui embrassent de la manière la » plus méthodique tous les cas possibles de » Médecine-Légale, et qui rendent ce tableau » aussi complet (1) et aussi neuf qu'on puisse » le désirer (2). »

Pour atteindre son but, l'auteur jette un coup-d'œil sur la formation d'une société civile. Il cherche à déterminer d'une manière abstraite le nombre des Contrats qui lient les hommes entr'eux dans cette société. Il examine par la pensée chacun de ces Contrats en particulier ; il voit ce à quoi ils obligent et ce qu'ils défendent : et en notant comme Médecin, ce qui résulte, soit de la

(1) L'auteur en dit trop en sa faveur ; on verra plus tard que c'est *moi seul* qui ai complété ce tableau, en y fesant entrer en outre les questions médico-judiciaires que Murat n'avait pu classer, et qu'il regardait comme réfractaires, uniquement parce qu'il n'avait pas su trouver le vrai caractère de ces questions *Médico-Légales*.

(2) Pag. 21.

violation de ces Contrats, soit de l'*Impossibilité Physique* ou *Morale* où l'on est d'en remplir les conditions, il crée une *Etiologie Politique* de toutes les *Maladies Légales* qui devient pour lui la base fondamentale de la *Nosologie* qu'il propose (1).

Pour justifier les fondemens de cette classification, l'auteur prévient son lecteur qu'il réunit toutes les conventions des peuples civilisés dans deux Codes : le *Code Social* et le *Code Politique* que les Jurisconsultes appellent *Droit des Gens*, et c'est de l'analyse des contrats qu'il rapporte au *Code Social*, que MURAT déduit les fondemens d'une *Nosologie-Légale*, dont il aborda aussitôt l'exposition, dans la seconde partie de son discours.

I. 1° Dans la *Première Section*, fesant un retour par la pensée vers le premier âge du monde, et s'arrêtant sur le passage de l'*Etat de nature* à l'*Etat de civilisation*, il rappelle les conditions des premières associations humaines si bien exprimées par cette phrase de J.-J. Rousseau : « chacun de nous met » en commun ses biens, sa personne, sa vie » et toute sa puissance sous la suprême di-

(1) Voy. pag. 22.

» rection de la volonté générale, et nous re-» cevons en corps chaque membre, comme » partie indivisible du tout (1). » Il en conclut que l'homme civilisé contracte des devoirs envers la patrie et envers les citoyens, et que *quand il cesse de mettre en commun sa personne et sa vie, il viole nécessairement les conditions du Contrat Social.* Voilà ce qui constitue l'étiologie de la *Première Classe de ses Maladies-Légales.*

Cette Classe comprend Trois Ordres : 1° les maladies simulées ; 2° les mutilations ; 3° le suicide.

Les maladies simulées sont ensuite considérées comme se rapportant : 1° aux *fonctions nutritives* ; 2° aux *fonctions intellectuelles* (2) ; et 3° aux *fonctions reproductives*, ce qui en constitue les Genres.

II. « L'homme qui, fesant sciemment un » usage criminel de sa puissance en attaquant » la vie de citoyens, viole ouvertement les » conditions du Contrat Social, » lui fournit l'étiologie de la *Deuxième Classe* des Maladies-Légales.

(1) *Contrat Social*, chap. VI, liv. Ier.

(2) D'après une idée suggérée par Draparnaud.

Il divise cette Classe en Deux Ordres, l'*homicide consommé* et l'*homicide non consommé* ou les *blessures*.

Parmi les Genres d'*homicide consommé*, il place la *mort par électricité* et celle par *terreur morale*, *que les Médecins-légistes n'avaient pas signalées*, dit-il, *jusqu'à ce jour*, et que dans son grand ouvrage il *se proposait d'établir sur des principes et sur des faits*. A la fin de ce paragraphe, il indique la question ayant pour but de déterminer si un cadavre, trouvé dans l'eau ou enfoncé dans la terre, est celui d'un individu noyé ou bien enterré avant ou après la mort; et il passe ensuite à l'indication du second ordre de cette classe.

MURAT allègue Trois Genres à l'*homicide non consommé*; 1° la blessure mortelle de sa nature; 2° celle qui est curable, mais laissant des lésions de fonctions; 3° la blessure sans lésion de fonction, pour laquelle un traitement de quarante jours est indispensable; 4° enfin une blessure ou contusion légère n'exigeant tout au plus qu'un traitement de quinze jours (1).

L'auteur se proposait d'établir, *le premier*,

(1) Il faut, pour juger convenablement cet auteur, ne pas perdre de vue l'état de la législation à l'époque où il a écrit.

les bases d'une division raisonnée des rapports en justice sur l'*homicide* ou les *blessures*. Il ne balance pas à dire que des considérations de cette nature, méconnues de tous les auteurs qui ont écrit *ex professo* sur cette matière et *notamment de* Paré, Codronchius, Fortunatus Fidelis, Blégny, Gendry, Devaux, Belloc, etc., sont néanmoins les *seules qui puissent donner à la pratique de la Médecine-Légale, une stabilité et une certitude dont, jusqu'ici, on ne l'avait pas crue capable* (1).

III. « C'est chez l'homme devenant accidentellement dans l'impuissance physique ou » morale de servir son pays ou d'obéir aux » lois, et par cela même dans l'impossibilité » absolue de remplir les conditions du Contrat Social, » qu'il trouve l'étiologie de la Troisième Classe des Maladies-Légales.

Il divise cette classe en Deux Ordres dont le premier comprend, sous deux Genres, toutes les maladies dispensant du service militaire désignées dans les deux tableaux annexés à la loi du 28 nivose an VII, et distinguées en *lésions des fonctions nutritives, et lésions des fonctions reproductives*. Quant au se-

(1) Pag. 30.

cond Ordre, il n'a qu'un seul Genre comprenant les lésions des fonctions intellectuelles.

II°. La *Secvnde Section*c omprend tout ce qui est relatif au *Contrat* de *Mariage*, que le Docteur MURAT regarde comme le résultat d'une seconde assemblée des hommes qui voulaient vivre en société.

IV. Considérant ensuite que l'honneur est plus précieux pour une femme que sa propre vie, c'est dans « l'homme attentant à » l'honneur du sexe et détruisant évidemment » les fondemens du Contrat de Mariage, » qu'il trouve l'Etiologie des Maladies-Légales de cette Première Classe, de la *Seconde Section* constituant la Quatrième Classe de son *Co.te Social.*

Cette classe à Deux Ordres la *Séduction* et le *Viol* dont les *effets*, c'est-à-dire, selon lui, le *Suicide*, l'*Avortement*, le *Féticide*, l'*infanticide* et la *Suppression de part*, lui ont paru devoir constituer les Espèces.

Supposant ensuite qu'à cause de son expérience, la femme ne peut être que *Violée* et non *Séduite*, il n'admet dans le Second Ordre qu'Un seul Genre auquel il donne pour Especes celles qui ont été désignées dans le Premier Ordre et auxquelles il ajoute ici le *Part illégitime.*

V. Dans la Cinquième Classe du *Code Social,* Seconde Classe de cette *Seconde Section*, le Docteur MURAT considère que la femme peut violer le Contrat de Mariage :

1° Lorsque oubliant le respect dû au lien conjugal, elle apporte dans la maison de son mari des enfans dont il n'est pas le père ; ou que fille encore, quoique enceinte, elle ose se marier avec un homme dont elle ne mérite pas la confiance et qui ignore son crime;

2° Lorsque devenue veuve, elle prend les moyens de se rendre enceinte, soit pour conserver les biens de son mari défunt, soit pour frustrer des parens d'un héritage quelconque ;

3° Lorsque veuve encore et ayant été stérile, ou ayant atteint l'âge auquel les femmes ne sont plus fécondes, elle simule une grossesse et donne comme lui appartenant un enfant qu'elle s'est procuré ;

4° Ou bien enfin qu'elle simule une grossesse pour obtenir la commutation d'une peine grave, ou l'ajournement d'une peine capitale.

Cette Classe fournit à l'auteur Quatre Ordres comprenant successivement 1° les *nais-*

sances précoces ; 2° les *naissances tardives*; 3° la *supposition de part* , et 4° la *grossesse simulée*.

VI. La considération de l'impuissance physique où se trouvent l'homme et la femme de remplir les conditions du Contrat de Mariage, fournit l'Etiologie de la Sixième Classe du Contrat Social, Troisième Classe de cette Section, qui comprend sous Quatre Ordres; 1° les *Hermaphrodites*; 2° l'*Impuissance*; 3° l'*Infécondité* et 4° la *Difformité extrême du bassin chez la femme*.

III°. La *Troisième Section* se compose du *Contrat des Enfans*, pour l'établissement duquel l'auteur suppose que les hommes, réunis en société, ont dû s'assembler afin de délibérer une troisième fois.

VII. Comme il s'agissait ici, d'arrêter ce qu'on devait faire des enfans; de choisir l'éducation qu'on leur donnerait, et de fixer l'âge auquel on les regarderait comme membres du corps social, et comme propres à succéder aux auteurs de leurs jours : il a fallu supposer que les enfans naîtraient sains, robustes et organisés comme leur père et mère.

Mais cependant un certain nombre de ces enfans, naissant, les uns faibles, les autres estropiés; ceux-ci, sans facultés intellectuelles, ou crétins; ceux-là, monstres, ne ressemblant à rien: se trouvent rigoureusement dans l'*impuissance de remplir les conditions de ce Troisième Contrat : en un mot, ils ne sont pas hommes.*

C'est dans ces considérations que Murat a puisé l'Etiologie de cette Classe de Maladies-Légales, se rattachant au *Contrat des Enfans* qui constitue la Septième Classe du Code Social entier. Cette Classe comprend sous Quatre Ordres : *les enfans monstrueux*, les *idiots*, les *estropiés* et les enfans *faibles.*

VIII. Enfin le Docteur Murat, établit dans une *Quatrième Section*, une classe de Maladies-Légales qui n'ont leur Etiologie ni dans la violation entière d'un des trois Contrats désignés, ni dans l'impuissance physique ou morale d'en remplir les conditions.

Il veut que cette classe tire son Etiologie *de la destruction seule absolue ou relative du Code Social.*

L'auteur regarde cette destruction comme *absolue, lorsque la Constitution* d'un pays est changée sans la volonté des citoyens ou le consentement de tous; et il la regarde seulement comme *relative*, lorsqu'un homme est enlevé à sa patrie par une mort accidentelle, par exemple, ou par une mort naturelle ou sénile. Dans ce cas le Code Social lui paraît rester le même, et sa destruction n'être que relative, en effet, à l'individu qui périt.

« Cette classe a nécessairement deux or-»dres dit l'auteur. Le premier ordre a son »étiologie dans la *destruction absolue du Code »Social*, et la destruction relative de ce *Code* »forme l'étiologie du deuxième ordre. Ce »dernier a deux genres qui sont fondés sur »la mort accidentelle ou la mort naturelle de l'homme »(1).

Telles sont dans l'ordre adopté par l'auteur, les principales idées qui constituent le travail du Docteur Murat, publiées en 1803, et qui se trouvent encore reproduites dans le *tableau synoptique d'une Nosologie Médico-Légale fondée sur le Code Social*, joint à la brochure que j'ai analysée aussi fidèlement qu'il m'a été possible de le faire.

V. Examen apologétique et critique de la brochure du Docteur Murat.

I. 1° Le Docteur Murat mérite réellement

(1) Voy. pag. 39 et 40.

(1) Pag. 42.

d'être loué pour avoir eu le projet de perfectionner la *Médecine-Légale* en *s'attachant à fixer les limites de cette Science par la réunion, dans un tableau, de tous les cas de Médecine-Légale proprement dits*. Dans sa définition, cet auteur, qui en blâme tant d'autres d'avoir confondu l'*Hygiène* avec la *Médecine-Légale*, tombe lui-même dans ce défaut : il aurait dû en bannir l'expression : » conservant la » santé des uns... » qui désigne plus particulièrement l'*Hygiène* ou *Privée* ou *Individuelle*

L'expression *proprement dite*, et toutes celles qui lui sont analogues, devraient être à jamais bannies du langage des Sciences, dans l'étude ou l'enseignement desquelles il faut apporter tout le degré de philosophie dont elles sont susceptibles : cette expression, en effet, atteste évidemment la dénomination à laquelle elle sert en quelque sorte d'épithète est tantôt *propre*, tantôt *impropre*, et dénote par conséquent, le besoin que l'on a d'un mot nouveau dont la création est alors de rigueur.

Il est dommage que le Docteur MURAT ne nous ait pas fait connaître les règles qu'il se

(1) Pag. 14.

proposait de poser pour servir de base à une division complète des rapports judiciaires. Quant à la lacune qu'il aurait voulu combler, en trouvant le moyen de reconnaître et de constater l'existence des Maladies-Légales, on verra que nous avons été assez heureux pour le découvrir, lorsqu'il s'agira de ce que nous avons appelé caractère des vraies questions médico-judiciaires.

2° Nous ne savons maintenant comment le Docteur Murat aurait traité, dans l'ouvrage qu'il projétait la première et la troisième de ses divisions, dont l'une eût été consacrée à l'*Histoire de la Médecine-Légale*, et l'autre aux *rapports*, mais son idée d'une *Etiologie* et d'une *Nosologie Médico-Légales* fondées sur le *Code Social* est réellement une idée heureuse.

Néanmoins, nous ne pourrions trouver convenable l'expression *Nosologie-Légale* qui est nécessairement entachée du même vice que celle de *Médecine-Légale*, comme nous le ferons voir plus tard.

On est forcé de donner aussi de justes éloges à la division du *Code Social* en trois Contrats, *Contrat Social*, *Contrat de Mariage* et *Contrat des Enfans* (1), qui sont autant de titres sous lesquels se classent et se subdivisent presque toutes les *Maladies-Légales*, selon qu'elles proviennent de la violation de ces Contrats ; 1° *par un individu envers lui-même ; 2° par un individu envers les autres ;* 3° *par l'impuissance physique ou morale de remplir leurs conditions respectives.*

II. Mais il faut le dire aussi avec les bonnes idées qui lui avaient été suggérées par ses propres réflexions, et dans l'excellente direction où il se trouvait, le Docteur MURAT aurait pu rendre de plus grands services.

Sa brochure, quoique peu étendue, présente quelquefois à côté les unes des autres, des idées dont on ne voit pas suffisamment la liaison ; et plusieurs de ses phrases laissent beaucoup à désirer sous le rapport de leur clarté, de leur rédaction, ou même de leur construction grammaticale.

PREMIÈRE SECTION.

I°. 1. Dans la *Première Classe*, le Premier et le Troisième Genre du Premier Ordre

(1) A l'exception de ce dernier, les enfans n'ayant aucune des qualités nécessaires pour contracter.

(*maladies simulées des fonctions nutritives* et des *fonctions reproductives* ne devaient point former des Genres distincts : les unes et les autres sont des *fonctions vitales*. Ce *vice fondamental* constitue néanmoins une *mesure générale, prise et suivie par l'auteur*, dans tous les détails de son tableau. Voyez le Deuxième Genre du Deuxième Ordre de la Deuxième Classe ; le Premier et le Deuxième Genre du Premier Ordre de la Troisième Classe ; et le Troisième Ordre de la Septième Classe. Cette distinction ne devait convenir que comme division naturelle des *espèces* de *fonctions vitales*.

Le Deuxième Genre du Premier Ordre c'est-à-dire les *maladies simulées intellectuelles* est incomplet : les *maladies simulées morales* n'y figurent pas.

II. Dans le Deuxième Ordre il est question de la *mutilation des fonctions nutritives*.

D'abord il n'y a qu'une seule fonction ou même qu'un seul acte qu'on doive appeler *nutrition*, et non plusieurs *fonctions que l'on puisse appeler nutritives*. A proprement parler la *nutrition* n'est que le dernier anneau d'une synergie, c'est-à-dire d'une chaîne d'actes, simultanés ou successifs, ayant pour but de fournir au corps les matériaux dont il a besoin pour son entretien et son accroissement. Ces actes sont la *mastication*, la *déglutition*, l'*ingestion*, la *digestion*, la *chimification* et la *chilification*, enfin la *nutrition*, l'*assimilation* et la *transsubstantiation*, si voisines l'une de l'autre qu'elles en sont presque confondues.

On devrait plutôt considérer l'ensemble de tous ces actes comme constituant une fonction, dont ils seraient les *actes élémentaires*, que regarder chacun de ces *actes élémentaires* comme autant de fonctions que l'on appellerait *fonctions nutritives.*

L'expression de *mutilation des fonctions nutritives* présente encore un grand vice. *Mutilation*, portant sur un *organe relatif à une fonction déterminée*, n'est pas synonyme de *mutilation de cette fonction*, même en supposant cette expression irréprochable : ne peut-on pas mutiler la verge, retrancher la totalité du gland, sans que pour cela la reproduction soit *rigoureusement mutilée*, c'est-à-dire, *empêchée?*

Les exemples que donne Murat de *mutilations des fonctions nutritives*, sont mal choisis, l'avulsion d'une dent se rapporte à la mastication *seule* qui peut être à *volonté indépendante de la nutrition* (1); l'amputation d'un doigt anéantit la *nutrition*, dans cette partie, au lieu de *mutiler* seulement cette *fonction ;* et quant aux plaies, aux fractures, etc., il arrive souvent, au contraire, qu'elles occasionnent un *excès de nutrition.*

III. Pour le Troisième Ordre de cette Première Classe, le *Suicide*, MURAT renvoie au Premier Ordre de la Deuxième *Classe.* Mais l'auteur y oublie d'indiquer les *armes* à *feu*, et, ce qui est plus grave encore, il laisse penser que la *terreur peut être un moyen de suicide*, ce dont on ne connait pas d'exemple, je crois.

II°. Les moyens d'homicide indiqués dans le Premier Ordre de la Deuxième *Classe*, auraient dû être classés méthodiquement dans les ordres *homicide* et *suicide*, puisqu'ils sont presque les mêmes; mais il aurait fallu qu'ils eussent été différemment arrangés : d'après le degré de résolution dans le *suicide*, et d'après la *détermination subite*, et le *calcul* plus ou moins réfléchi, dans l'*homicide*.

(1) Il y a d'ailleurs tant d'autres dents qui remplacent une première dent qui manque.

III°. Dans la *Troisième Classe*, le mot *impuissance* étant employé, à l'occasion du titre général et des titres des deux ordres qui la constituent, dans un sens différent de celui que prend ensuite le même mot au *Deuxième Ordre* de la *Sixième Classe*, MURAT aurait dû lui substituer le mot *impossibilité*, et il aurait atteint son but en évitant le louche qui devait nécessairement résulter de l'emploi d'un mot pris tantôt dans un sens, tantôt dans un autre.

En supposant que la rétraction permanente d'un testicule et son engagement dans l'anneau, ainsi que la perte des deux testicules dussent être regardés comme des motifs d'exemption, on ne saurait considérer la perte de la verge, sans complication de quelque autre maladie, comme un motif de cette nature, puisque, à l'introduction près de l'organe, l'*acte reproductif* peut être absolument le même dans tous ses détails, quant à l'homme seul. On sait bien d'ailleurs que souvent on a vu des femmes prendre du service dans les armées et devenir même de très bons militaires, la Comtesse PLATER n'est pas la seule héroïne de notre époque que nous pussions citer.

DEUXIÈME SECTION.

IV° Dans cette *quatrième classe* MURAT ne dit rien du viol envers un individu du même sexe, ce qui est une lacune réelle que l'histoire des procédures criminelles aurait pu lui faire remplir.

Il aurait dû d'ailleurs employer l'expression *violences ou viol* plutôt que *violence* seul. C'eut été plus précis et plus clair.

MURAT ne dit rien des spoliations de titres, prérogatives, femmes, fortune, etc., à l'*aide d'identités simulées*, et en cela il a très fort raison, car, si la Médecine intervient à l'occasion de questions de cette nature, elle joue alors un rôle trop subalterne pour que ces questions puissent être regardées comme revêtues du caractère *médico-judiciaire*.

Ce qu'il dit de la *séduction* serait convenablement appliqué à la fille *impubère*, quoique alors les suites indiquées (avortement, infanticide, etc.), dussent ne pas exister le *plus souvent* (1).

(1) Il est constant que des filles ont pu devenir enceintes quoiqu'elles n'eussent pas été réglées, ce que le Docteur POUGENS exprime, en style romantique, de la

Je ne pense pas d'ailleurs que la *séduction* puisse être assimilée au *viol*.

Convenait-il de regarder toujours la *séduction*, même envers une fille nubile, comme un *genre de violence ?* C'est souvent préjuger la question. *Séduire*, c'est *tromper*, mais non pas *violer*.

D'ailleurs n'a-t-on pas vu même des femmes publiques, vouloir faire penser qu'elles avaient été *violées*; la *simulation de la séduction* chez des femmes d'une autre classe serait encore bien autrement facile. Ne sait-on pas en outre que souvent l'amour-propre, la vanité, le besoin d'atténuer une faute, imposent en quelque sorte, à la faiblesse du sexe, l'obligation de donner perpétuellement le masque du viol aux concessions les plus franches et à la satisfaction des plaisirs les plus désirés!

Murat fait ensuite le mot *séduction* synonyme de *viol par breuvage narcotique*...! Mais cette circonstance rend l'espèce tout-à-fait différente. Ici il n'y a pas *séduction*, le terme

manière suivante : « l'on sait que les filles peuvent don- » ner des fruits avant d'avoir fait paraître des fleurs. »

serait tout-à-fait impropre; mais il y a *double criminalité* d'un tout autre genre : 1° attentat à la *Liberte individuelle* (violation du Contrat Social); et 2° *viol* à l'aide de cet état passif, qui met la victime dans l'impossibilité de défendre son honneur, ce qui constitue en outre une *violation du Contrat de Mariage*.

Dans cette même classe, le Docteur MURAT place comme second Ordre, *la violence exercée envers une femme*, violence dont il ne fait qu'*une seule espèce : l'adultère*. Mais il aurait fallu ajouter au mot *adultère* l'épithète *forcé*, pour le distinguer de l'*adultère volontaire*.

V°. Dans la Cinquième Classe qui aurait dû avoir pour titre d'Ordre *adultère volontaire*, MURAT ne dit rien de la *superfétation criminelle*.

VI°. D'après les divisions de sa Cinquième Classe, il semblerait que; l'auteur n'a pas connu certaines causes d'impuissance *relative* ou seulement *apparente*, chez la femme, constituant des faits très curieux, et qui ont suggéré à quelques auteurs des préceptes utiles, quant à leur but, dans ces cas tout-à-fait extraordinaires, mais entachés d'un cynisme vraiment révoltant (1).

(1) Voy. POUGENS, *Dict. de Méd. Pr.*, p. 1625 et 1626.

TROISIÈME SECTION.

VII°. Dans sa *Septième Classe*, comprenant le *Contrat des Enfans*, l'auteur n'a rien dit de la *protection due par la Loi et la Médecine à l'enfant vivant dans le sein d'une femme qui meurt au septième, huitième ou neuvième mois de sa grossesse*. Ce sujet important aurait dû cependant trouver une place naturelle dans la *Septième Classe* constituant *la Troisième Section* de son tableau, et à laquelle il avait donné le titre de : *Contrat des Enfans*.

Je suis étonné que Murat ait employé le mot *Contrat*, quand il ne s'agissait que d'enfans nouveaux-nés. Il est absurde en effet d'imaginer que l'enfant qui vient de naître, puisse *contracter*, comme le suppose explicitement l'emploi de ce mot dans cette circonstance. L'auteur de la *Nosologie-Legale* a oublié ici, que le nouveau-né était absolument hors d'état de remplir une seule des quatre conditions *essentielles* pour la validité d'une convention aux termes de l'art. 1108 du *Code Civil*. Sous ce rapport, les enfans bien conformés ne sont pas plus aptes que les monstres eux-mêmes. Aussi dans mon tableau synoptique j'ai substitué à l'expression *Contrat des Enfans*, le titre de : *Lois protectrices des Enfans.*

VIII°. Ayant choisi le *Code Social* pour base de son *tableau synoptique de Médecine-Légale*, Murat n'aurait pas dû, comme il l'a fait ensuite, *dans sa Huitième Classe*, *supposer la destruction absolue ou relative du* Code Social, pour classer quelques sujets de *Médecine-Légale*, dont il n'a su que faire. Ses Deux Ordres intitulés : *Destruction absolue*, *Destruction relative*, ne lui ont paru se rapporter à des questions réfractaires, que, parce qu'il n'a pas assez réfléchi pour les classer convenablement.

1° Cet auteur entend par *destruction absolue du* Code Social, *le changement de la Constitution d'un pays opéré sans la volonté générale des citoyens ou le consentement de tous.*

2° Il appelle *destruction relative du* Code Social, la *soustraction d'un homme à sa patrie, par une mort accidentelle*, *ou bien par une mort naturelle ou sénile.*

Mais Murat aurait dû voir, avec un peu plus de force de tête et de réflexion, que construire un système sur une base bien établie, bien déterminée ainsi que bien circonscrite, et supposer ensuite cette même base détruite, en poussant un peu trop loin certaines idées de son système : c'était tout détruire et mettre de nouveau tout en question.

Dans le premier cas, en effet, un peuple est-il vaincu?... Il subit le *Code Social* que le vainqueur lui impose de manière ou d'autre, et il modifie forcément sa manière de vivre, ses habitudes, ses mœurs, etc., au moins en apparence; avec des anthropophages et avec des loups, ce qu'il y aurait de plus sage peut-être serait de manger de la chair humaine avec les uns, et de hurler avec les autres, pour leur faire accroire, s'il était possible qu'ils sont en société de confrères.

Dans le second cas, il en est du *Code* ou du *Corps Social*, à l'occasion de la mort d'un de ses membres, comme d'une Abbaye quand un Moine vient à mourir : si un Moine qui meurt n'entraîne nullement la perte de son Abbaye, un individu, appartenant à un peuple civilisé, entraîne bien moins encore la destruction de la Constitution de son pays, lui qui, s'il s'est, comme je dois le supposer ici, conformé à tous les divers engagemens qu'il a contractés, laisse une femme et surtout des enfans qui le représentent en le multipliant même aux yeux de la nation.

Quant aux réflexions que fait le Docteur Murat à la page 40 et à celles qui la suivent, voici ce que je crois devoir y répondre :

Il est tout simple de penser que dans le cas où une *Constitution* serait anéantie, à l'occasion d'une *invasion*, quoique les lois du pays conquis eussent noté le suicide d'infamie, le citoyen, dont la patrie aurait été envahie, n'étant plus lié par les *Contrats* qu'il aurait consentis, ne serait plus punissable, sur son cadavre, dans le cas de suicide, par des lois qui dès-lors seraient détruites. Pour qu'il en fût autrement, il faudrait que les lois du peuple victorieux fussent les mêmes que celles du peuple vaincu; ou que le vainqueur eut voulu respecter les lois de la nation conquise, ou dans leur ensemble, ou tout au moins en ce qui concernait ce sujet: tout dépendrait de la volonté du plus fort.

Du reste, j'aurais moins d'admiration que beaucoup d'auteurs pour des personnages qui, voyant leur patrie passer sous une domination despotique ou étrangère, se donneraient la mort, ne voulant pas survivre à un pareil malheur, ainsi que le fit Caton.

Quand bien même l'honneur et le désespoir étoufferaient tout sentiment d'amour de famille, il faudrait que l'amour même de la patrie imposât à chacun l'obligation de vivre, pour la secourir et pour l'aider de tout son pouvoir, aussitôt qu'il se présenterait une occasion de lui être utile.

Chaque citoyen pourrait alors rendre à sa patrie un service d'autant plus considérable que son dévouement serait sans bornes. Le sacrifice de la vie qui aurait été depuis longtemps résolu ne coûterait rien à aucun d'entre eux: et quel est l'acte héroïque dont un homme n'est pas capable, quand il a fermement résolu de faire le sacrifice de son existence à la réussite de son dessein!

Je ne vois dans le trait de Caton que de la faiblesse, du désespoir, une mort très préjudiciable à sa famille, et sans utilité pour sa patrie, à laquelle elle dût être beaucoup plutôt nuisible, par le découragement dans lequel ce personnage plongea nécessairement tout son parti.

Je ne saurais être du sentiment de Murat, quand il dit que « ce suicide n'appartient pas plus à la *Médecine-Légale* que la *mort spontanée ou la mort naturelle ou sénile.* »

Si le *suicide*, *la mort spontanée*, *la mort naturelle ou sénile*, *etc.*, n'appartiennent pas à la Médecine par eux-mêmes, on est bien forcé de reconnaître qu'ils lui appartiennent par la comparaison que le Médecin-légiste doit faire si souvent de cet état avec la *mort* par *homicide*, ou avec la *mort apparente*, etc.

Ces objets devaient donc se placer naturellement dans une partie du *Contrat Social*.

Tels sont l'*analyse* et l'*examen apologétique* et *critique* que j'ai cru devoir donner du travail du Docteur Murat, avant que d'en venir à *l'exposé de l'ensemble systématique de la Médecine-Judiciaire, considérée dans ses rapports avec la Médecine-Politique.*

FIN DE LA PREMIÈRE PARTIE.

COUP-D'ŒIL

SUR

L'ENSEMBLE SYSTÉMATIQUE

DE LA

MÉDECINE-JUDICIAIRE,

CONSIDÉRÉE

DANS SES RAPPORTS

AVEC LA MÉDECINE-POLITIQUE.

DEUXIÈME PARTIE.

[illegible]

[illegible]

[illegible]

[illegible]

[illegible]

[illegible]

[illegible]

[illegible]

[illegible]

[illegible]

COUP-D'ŒIL

SUR

L'ENSEMBLE SYSTÉMATIQUE

DE LA

MÉDECINE-JUDICIAIRE,

CONSIDÉRÉE

DANS SES RAPPORTS

AVEC LA MÉDECINE-POLITIQUE.

MÉDECINE-POLITIQUE (1).

La *Médecine* est une science qui a pour but la connaissance et le traitement des divers états morbides, affections ou maladies, qui affligent l'Humanité.

« La *Politique*, dit M. EUSÈBE DE SALVERTE, » est l'art d'employer au bien de tous, les for-

(1) *De* Πολιτεια *civitas*, *respublica*, *jus civitatis*.

» ces de chacun, et les moyens des hommes » réunis en société (1). »

Mettant également à contribution les deux définitions qui viennent d'être données, j'appellerai maintenant *Médecine-Politique* cette vaste science qui considère la Médecine dans tous ses rapports avec les divers intérêts de la société. Telle est la dénomination d'ensemble qui a été aussi préférée par MM. Prunelle, Lordat et Lorenzo-Martini entr'autres.

Cette Médecine-Politique sera divisée en deux grandes classes : l'une d'elles comprendra la *Médecine-Politique du For Externe*, et l'autre la *Médecine-Politique du For Interne*.

I°. *Médecine-Politique du For Externe.*

I. Pour classer convenablement toutes les idées qui se rapportent à la première de ces divisions, la marche la plus rationnelle est celle qui consiste à les grouper, en leur conservant le rang qu'occupent, dans la so-

(1) *Des Rapports de la Médecine avec la Politique*, Paris, 1806, in-12.

ciété, les objets auxquels elles se rattachent naturellement.

L'institution et l'application des lois, lors de l'organisation d'une Société, ou d'un Etat, fournissent nécessairement trois occasions dans lesquelles les lumières de la Médecine doivent être invoquées.

Le Législateur a senti qu'il serait très souvent injuste, si, dans la confection d'un grand nombre de lois, il ne demandait pas au Médecin les lumières que lui seul est réellement alors en état de fournir; et c'est là ce qui a donné naissance à ce que j'appellerai *Médecine-Législative*.

Mais le Pouvoir-Législatif d'un Etat ne devait point agir immédiatement sur le peuple. Il convenait que des corps intermédiaires, des corps administratifs revêtus d'une partie de son autorité, fussent chargés de transmettre aux gouvernés les ordres du gouvernant, et de surveiller, en outre, leur exécution. Et, comme le Médecin a dû nécessairement être consulté dans un bon nombre de circonstances, il en est résulté une seconde division de la *Médecine-Politique du For Externe*, que l'on a pu très bien désigner par l'expression de *Médecine-Administrative*.

Supposer ensuite que par cela seul que les hommes, réunis en société, ont arrêté des conventions, ou juré d'observer fidèlement les *Contrats* qu'ils avaient consentis, ils devaient être incapables à jamais de trahir leurs sermens et d'oublier les promesses qu'ils avaient faites : ce serait peu connaître la faible Humanité. Un Législateur, qui est toujours un homme supérieur, a dû supposer précisément le contraire ; et c'est pour tâcher de prévenir ces infractions, et pour aider à les découvrir et à les punir quand elles ont été opérées, que le Médecin a été consulté, une troisième fois, afin qu'on pût éclairer toutes les questions où les lois et la Médecine interviennent d'une manière égale, et sur lesquelles néanmoins, des Magistrats ou des Jurés devaient seuls porter leur jugement. Cette troisième partie constituera la *Médecine-Judiciaire.*

Entrons maintenant dans quelques détails sur tous ces objets.

On sera peut-être étonné de ne voir l'expression, *Médecine-Légale*, dans aucune des divisions de la Science dont je viens d'esquisser en gros les partitions. Comme ce n'est point un oubli de ma part, mais que c'est, au contraire, avec intention que cette omission a été faite, je suis, je le sens, nécessairement obligé d'en faire connaître le motif.

L'expression Médecine-Légale a été si souvent employée dans des sens vicieux, par des auteurs qui n'étaient à même, ni de définir, ni de diviser, ni de limiter convenablement la Science dont il s'agit ici, qu'on ne peut presque plus l'employer sans risquer d'induire en erreur ceux qui nous lisent ou nous écoutent.

Si l'on veut la conserver pour lui faire désigner l'Ensemble de la Science, c'est-à-dire, la Médecine considérée dans ses rapports avec les divers intérêts de la Société, il est aisé de voir que l'expression *Médecine-Politique* est beaucoup moins vague et plus satisfaisante, en ce qu'elle fait mieux sentir que celle de *Médecine-Légale* rendue si vague par les divers sens du mot Légal, que la partie de la Médecine, ainsi nommée, est celle qui s'attache tout-à-fait à l'art de gouverner les hommes.

Voudrait-on substituer l'expression Médecine-Légale à celle de *Médecine-Législative* pour en faire le titre de la premiere des divisions que j'ai établies? mais on voit bien que *Médecine-Législative* exprime, bien mieux que *Médecine-Légale*, le travail du Législateur ayant pour résultat la confection des lois.

Aimerait-on mieux, ainsi que Metzger l'a fait si vicieusement, regarder l'expression *Médecine-Légale* comme synonyme de celle de *Médecine-Judiciaire*, et l'y substituer, pour désigner l'ensemble des questions sur lesquelles les magistrats réclament les lumières des Médecins.....? Mais il suffit de réfléchir un instant, pour voir aussitôt tout ce que la dénomination aurait alors de répréhensible.

L'Epithète *Légale*, dont le sens le moins employé est, se *rapportant à la loi* et dont le sens le plus généralement adopté est *selon la loi*, *conforme à la loi* : deviendrait alors le titre d'un ensemble de questions nombreuses et variées dont l'existence n'est précisément due qu'à des états morbides, des naissances, ou des morts, simulés, dissimulés, prétextés, apparens ou réels, *qui constituent une violation de quelque loi*.

On voit bien, par cela seul, que cette expression serait alors aussi vicieuse qu'elle pût l'être, et que celle de *Médecine-Judiciaire* qui a le grand avantage d'indiquer, d'une manière précise, que la partie de la Médecine ainsi désignée est celle à laquelle les Juges sont forcés d'avoir recours, ne présente aucun des vices si justement reprochés à celle de *Médecine-Légale* prise dans cette acception.

Il ne faut jamais oublier que si la dénomination d'une science, ou d'un sujet quelconque est mauvaise, la définition, les divisions et la détermination des limites qui en découlent ne sauraient être bonnes. C'est là ce qui m'a paru la véritable cause de cette étrange confusion qui a fait que l'on a si bien mêlées les unes avec les autres, la Médecine-Légale, l'Hygiène-Publique, la Police-Médicale, la Toxicologie-Chimique et la Médecine-Vétérinaire, que toute limite a disparu, et que l'on ne savait plus bien souvent à laquelle de ces cinq divisions appartenaient les questions dont on s'occupait.

II°. *Médecine-Législative.*

Dans la confection des lois, le Législateur a demandé au Médecin les lumières qui lui manquaient, lorsqu'il a été question principalement des objets que je vais énumérer.

I°. Quand il a fallu s'occuper de la rédaction des *lois concernant les personnes*, le Médecin a dû nécessairement être consulté :

1° Pour que l'on pût déterminer les *droits*, les *obligations* et les *dispenses* des âges respectifs. Sans sa coopération, on n'aurait pas pu, en effet, décider convenablement les questions relatives :

1. A la *Minorité*, qui cesse à vingt et un ans pour faire place à la *Majorité ;*

2. A l'âge au-dessous duquel l'on a pu agir sans dicernement (celui de seize ans, coïncidant presque avec la puberté);

3. A l'âge auquel le développement intellectuel permet l'obtention d'un titre, et surtout le droit d'exercer une profession libérale (Doctorat, etc.);

4. A l'âge où l'on peut gérer ses propres biens;

5. A l'âge plus avancé, où l'on est apte à remplir certaines fonctions publiques, et même à gérer les affaires de l'Etat (Professeur dans une Faculté, Député, etc.).

2° Le Médecin a dû nécessairement aussi être consulté, quand il a fallu déterminer les dispositions réglant les différences des *Droits* et des *Devoirs des sexes.* Ce n'est pas sans quelque raison empruntée à la connaissance de l'économie humaine, que l'âge nubile a été fixé à un certain nombre d'années révolues : *quinze ans* pour la femme et *dix-huit ans* pour l'homme (Art. 144 du Cod. Civ.).

3o J'en dirai autant des *droits justement accordés à la grossesse.* La *suspension de la peine de mort dans les cas où la grossesse déclarée est reconnue ou seulement soupçonnée*, est un véritable acte d'humanité. Bien plus, j'approuverai même la philantropie des Jurisconsultes qui voudraient qu'une femme enceinte accusée d'un crime pouvant entraîner la peine capitale, ne fut mise en jugement qu'après sa délivrance, pour éviter de faire périr un enfant innocent, dont la mère serait seule criminelle.

II°. Les lumières de la Médecine ont été aussi invoquées quand il a voulu régler la *manière dont on acquerrait la propriété.*

I. Il a fallu déterminer, de concert avec le Médecin, les conditions de l'enfant à naître :

1. Pour qu'il fût apte à recevoir une donation entre vifs (être conçu au moment de la donation);

2. Pour qu'il pût hériter par testament (être conçu au moment de la mort du testateur);

En soumettant toutefois l'un et l'autre de ces états de l'enfant conçu à la condition de rigueur de naître *vivant et viable.*

II. Le Médecin a encore aidé le Législateur dans la détermination de la *force de l'âge et du sexe, servant de fondement à la solution des questions de survie, non susceptibles d'être décidées par les circonstances seules du fait.*

III°. Le Médecin a dû coopérer surtout à *l'établissement des lois sanitaires.* C'est de concert avec le Législateur qu'il s'est successivement occupé :

I. De l'*Hygiène de nation à nation, fondée sur le Droit des Gens,* à laquelle ils ont dicté ces grandes mesures sanitaires générales tendant à prévenir l'importation des maladies contagieuses susceptibles de devenir ensuite épidémiques, maladies souvent si heureusement repoussées par la sage institution des *Conseils et Commissions de Santé*, des *quarantaines*, des *lazarets*, et des *cordons sanitaires*, placés sous la direction d'Inspecteurs-Généraux du service-de-santé.

II. De l'*Hygiène Publique*, fondée sur le *Droit Public*, restreinte à une seule nation :

1° *Considérée dans l'influence des agens extérieurs sur l'homme*, et devant étudier les effets :

1. De l'air, des eaux et des lieux (professions incommodes, cimetières, voiries, etc.);

2. Des Comestibles;

3. Des Boissons;

4. Des Habitations;

5. Des Jeux, des Spectacles, des Fêtes publiques, comme moyen de distraction, amenant la sérénité de l'âme et contribuant au bonheur;

6. Des relations des Sexes, du Mariage, du Célibat.

2° *Considérée dans l'homme lui-même*, observé et étudié, 1° sous le rapport purement physique et mécanique (ou matériel); 2° sous l'aspect spirituel ou *immatériel*, en subdivisant cette seconde manière de considérer l'homme, en deux parties distinctes, l'une comprenant tous les phénomènes de l'*Hygiène-Publique* relatifs à la *cause* de la *vie*; l'autre embrassant tous les phénomènes du ressort de l'*Hygiène-Publique* qui se rapportent aux principes moral et intellectuel : ce qui, pour le dire en passant, nous semblerait un moyen facile de concilier le *Vitalisme* avec l'ensemble des idées doctrinales professées sous le titre de *Conception Nouvelle.*

L'*Hygiène-Publique* s'occuperait donc non seulement de l'ensemble des préceptes propres à écarter les causes morbides, constituant une *Prophylactique-Générale;* mais encore du développement de l'homme sous les rapports physique, vital et moral, auquel elle tâcherait d'imprimer la direction la plus propre à multiplier les chances de santé et surtout de bonheur.

Je désignerai donc ici, comme dans leur place la plus naturelle, les avantages que procurent les bains publics, les exercices gymnastiques, l'éducation physique et morale, la religion.

Je ne saurais passer sous silence certaines réactions morbides artificielles dont l'homme est susceptible, ayant pour but de prévenir les effets plus ou moins fâcheux de causes extérieures capables d'altérer la santé du peuple, et qui, sans cela, seraient aussi funestes pour l'avenir qu'elles l'ont été pour le passé : je citerai pour exemple l'*Ino-*

culation et la *Vaccine*, considérées comme moyens préventifs de la petite vérole.

III. De l'*Hygiène-Privée*, qui n'est que l'application des préceptes de l'*Hygiène-Publique* à des réunions d'individus plus ou moins nombreux, mais *soumis à une règle commune* qui les *particularise* en quelque sorte, par rapport au reste de la nation.

Je classerai ici l'Hygiène des armées terrestres et navales, à cause des réglemens spéciaux auxquels les militaires sont alors astreints, surtout dans la Marine; l'Hygiène des places-fortes assiégées; des prisons d'Etat, des maisons d'arrêt, des bagnes, des lieux de débauche; l'Hygiène de certaines professions exigeant qu'un grand nombre d'individus soient réunis sous les mêmes conditions, tels que les ouvriers employés dans les diverses mines, par exemple, l'Hygiène des Colléges, des Pensionnats, des Séminaires, etc., etc.

J'ai cru devoir soigneusement séparer cette *Hygiène-Privée*, d'une part, d'avec l'*Hygiène-Publique* qui s'applique à toute la nation sans distinction d'aucune profession, et d'autre part, d'avec la suivante :

IV. L'*Hygiène-Individuelle*, qui, tant qu'elle

n'intéresse en aucune manière le *Corps-Social*, ou si l'on veut, la *Santé Publique* (1), peut très bien ne suivre d'autre règle que la *volonté ou même le caprice de chacun.*

IV°. Pourrait-on laisser de côté le Médecin quand il a été question de fixer le nombre d'heures qui devaient s'écouler avant d'autoriser l'inhumation des cadavres....? N'est-ce pas à la Médecine que le Législateur a dû la loi qui veut que l'inhumation n'ait lieu que vingt-quatre heures après la mort, dans les cas ordinaires?

La putréfaction étant le seul signe de mort sur lequel il soit impossible de se méprendre, on devrait retarder l'inhumation beaucoup plus que l'on a coutume de le faire à l'occasion des *morts subites*. Il serait alors prudent d'attendre que cette décomposition, effet de l'absence de la vie, se fût manifestée. Ce serait l'unique moyen d'éviter d'enterrer, encore vivans, mais dans un état de *mort apparente*, des individus atteints de maladies analogues à celle de MILADY ROUSSEL, qui, sans l'opposition énergique de son mari, fondée sur toute absence de putréfaction,

(1) Voy. l'art. 77 du Code Civil.

aurait été très certainement enterrée quoiqu'elle ne fût point morte.

V°. C'est surtout dans l'institution des *Lois Organisatrices de l'enseignement Médical*, que le Médecin doit être consulté par le Législateur.

Aussi, je signalerai comme complètement du ressort de la *Médecine-Législative* :

1° La Création des Ecoles Vétérinaires, des Ecoles Spéciales de Pharmacie, des Jurys Médicaux, des Ecoles Secondaires de Médecine, et des Ecoles Spéciales ou Facultés;

2° L'Institution des Académies de Médecine;

3° La détermination précise du but que doivent avoir en vue chacune de ces institutions;

4° La Création du nombre de Chaires exigée pour la nature des matières à enseigner et la confection de règlemens provenant des empiètemens de matière, et défendant les droits respectifs des professeurs;

5° Le Mode de nomination des Professeurs le plus convenable; 1° lors de la fondation de ces établissemens; 2° lors de la mort d'un Professeur, dont la Chaire vacante conserve le même titre; 3° lorsque le progrès de la Science, ou des idées philosophiques convenablement appliquées ont dicté le dédoublement d'une chaire complexe, etc.

6° Les avantages qu'il pourrait y avoir à rendre les chaires plus *spéciales*, en prenant néanmoins les précautions nécessaires pour ne pas détruire l'idée d'*Unité* qu'un corps médical enseignant doit toujours présenter.

7° L'examen des projets et des propositions de tout genre capables d'amener des améliorations.

VI°. C'est encore au Médecin à éclairer le législateur dans la confection des lois concernant la *Police-Médicale*.

Nous appellerons *Police-Médicale*, non pas l'*Hygiène-Publique*, comme l'ont fait beaucoup d'Auteurs, mais la connaissance et l'application de l'ensemble des Règlemens, Arrêtés, Ordonnances et Lois relatifs à l'exercice ou à la pratique de l'*Art de guérir*.

Egalement fondée sur la Religion, la Morale et le Droit naturel, cette division de la *Médecine-Législative* devrait être sous la direction et la surveillance d'un Conseil de Médecins, dont la probité, les connaissances et surtout l'esprit conciliateur seraient les principaux caractères.

Après avoir bien arrêté le sens dans lequel on doit prendre l'expression *Police-Médicale*, je diviserai les matières qui s'y rapportent de la manière suivante :

I°. *Police-Médicale* relative aux *Docteurs en Médecine et en Chirurgie.*

I. *Exemples relatifs aux Docteurs en Médecine :*

1° Appréciation des remèdes nouveaux et surtout des substances vénéneuses récemment découvertes, considérés dans leur action sur l'économie; approbation de l'emploi des substances qui sont réellement utiles, et proscription de celles qui ne pourraient que nuire.

2° Juste appréciation des traitemens médicaux qui ont été suivis dans des cas de pratique où le Docteur est accusé d'avoir agi contre les règles de l'Art, tels que ceux dans lesquels on aurait employé des vomitifs énergiques, des purgatifs drastiques, des évacuations abondantes de quelque genre qu'elles soient, sans indications évidentes, surtout si elles ont été multiples et simultanées, chez des femmes présumées enceintes.

II. *Exemples relatifs aux Docteurs en Chirurgie :*

1° Examen de la question suivante : *Jusqu'à quel point le Chirurgien a-t-il le droit de forcer un malade, surtout dans un hôpital, à subir une opération même reconnue utile et très bien indiquée?*

2° Examen de cet autre question : « Un »Chirurgien doit-il consentir à faire une »opération qui n'est nullement indiquée, »uniquement parce que le malade lui-même »l'a exigée? »

3° Apprécier l'indication d'opérations de Chirurgie dont des mutilations, ou des gênes de fonctions importantes devaient être la suite; lors surtout que ces opérations ont été subies par des individus sur le point d'être appelés comme conscrits.

4° Diagnostic à établir, au sujet d'opérations que l'on dirait avoir faites, et qui n'auraient été que simulées.

5° Proscription de certaines opérations projetées ou même pratiquées, moins dans l'intérêt du malade, que pour accroître la réputation de l'opérateur, et qui sont si graves, par leur nature, ou si mal conçues, faute de réflexion, sous le rapport du procédé opératoire, que la mort doit en être le plus souvent la suite (Injections dans les cas d'hydropéricarde; ligature de l'aorte descendante chez l'homme, etc.).

6° Utilité des vivisections sur le corps des criminels.

7° Examen des questions suivantes : *la Transfusion doit-elle être permise? Quel est son utilité?* en supposant que la réponse à la première question soit affirmative.

8° Examen de cette autre question : Dans le cas d'inclusion monstrueuse incomplète, est-il permis d'amputer la portion vivante constituant le frère jumeau imparfait ou greffé?

III. Questions relatives à la fois aux Docteurs en Médecine et en Chirurgie :

1° Sages Règlemens concernant les relations des Médecins et des Chirurgiens, soit entre eux, soit avec les Officiers-de-Santé, soit avec des personnes de professions différentes.

Pour rendre cette matière un peu moins sèche, on pourrait indiquer quelques productions Médico-philantropiques tendant à faire cesser les dissentions : entre les Médecins et les Philosophes, et citer à ce sujet

Pierre d'Abano (*Petri aponensis Conciliator differentiarum philosophorum et præcipuè medicorum* dont l'édition *princeps* imprimée à Mantoue en 1472, grand in folio, est si rare, si estimée et si recherchée par les bibliographes); entre les Médecins et les Théologiens, en mettant à profit plusieurs passages des écrits de Sanchez (*De matrimonio*), et de *Cangiamila (embryologia sacra)*; et enfin entre les Médecins et les Chirurgiens, en profitant du Discours fait avec beaucoup d'esprit et de véritable savoir, que Michel-Couteau Procope a publié à Paris en 1746, *in-4°*, *sur les moyens d'établir une bonne intelligence entre les Médecins et les Chirurgiens.*

Comme on le voit je comprends dans cette partie de la *Médecine-Législative* tout ce que M. Prunelle a classé dans sa *Quatrième Division.*

2° Approbation ou blâme des traitemens de maladies de gens impliqués dans des affaires criminelles.

3° Détermination des limites qui doivent être données à la responsabilité de quiconque pratique légalement l'Art de guérir.

4° Fixation des honoraires en cas de dissident entre les Médecins, Chirurgiens, etc., et les malades.

II°. *Police-Médicale* relative aux Officiers-de-Santé, comprenant les questions qui ont rapport :

1° Aux limites de cette profession subalterne, surtout, à l'obligation de ne jamais faire une grande opération qu'avec l'approbation, et sous la direction d'un Docteur ;

2° A la détermination des circonstances dans lesquelles ils peuvent vendre des remèdes, etc.

III°. *Police-Médicale* relative aux Sages-Femmes :

1° Fixation précise des limites qu'elles ne devraient point franchir dans l'exercice de leur profession ;

2° Règlemeus leur défendant d'appliquer le forceps, ou de faire des opérations graves, à l'occasion de maladies des parties génitales externes ou internes » pour prévenir les funestes erreurs qui en ont été si souvent les résultats (Extirpation de l'utérus pris pour une tumeur polypeuse) ;

3° Exceptions à ces règles générales en faveur des Sages-Femmes célèbres, comme Bourgeois dite Boursier, Sage-Femme de la Reine Marie de Médicis l'était de son temps (1); et surtout des Professeurs Sages-Femmes qui, par leur talent et leur génie, ont su se faire de nos jours, une réputation européenne méritée, telles que les Boivin, les Lachapelle, etc.

IV°. Visites chez les Droguistes, les Officiers-de-Santé vendant des remèdes dans les petites villes, ou dans les villages qui manquent de Pharmaciens, et enfin visites chez ces derniers.

Règlement prescrivant que les commissions chargées de ces sortes de visites soient composées en majorité, de Professeurs, de Chimie, de Matière Médicale, de Botanique et de Pharmacie, qui sont alors les véritables Experts désignés par la loi.

V°. Exécution des articles de règlemens ou d'ordonnances concernant les *Herboristes*.

VI°. Mesures rigoureuses à mettre à exécution pour interdire la pratique d'une des branches de l'Art de guérir à des gens sans titre, tels que les Charlatans, les vendeurs publics de remèdes secrets, etc.

(1) Voy. *Observations diverses sur la Stérilité*, etc. Paris 1600, gr. in-16.

VII°. Choix du genre de peine de mort le moins douloureux, d'après l'avis donné par le Médecin au Législateur.

VIII°. Désignation par le Législateur, sur l'avis du Médecin, de la nature et des qualités de l'Expert qui convient à une cause civile ou criminelle déterminée; de celui qui doit naturellement être membre des commissions, soit *Sanitaires*, soit chargées de visiter les Pharmacies, etc.

II. *Médecine-Administrative.*

Le Médecin qui, consulté par le Législateur, avait coopéré à la confection des lois, se trouve ici chargé de les mettre à exécution, en sa qualité de membre de diverses administrations dont il doit nécessairement faire partie.

1° Il constate l'état de mort sur l'invitation de l'Officier de l'état civil, ce qui exige l'expérience nécessaire pour distinguer les signes de mort d'avec ceux de la mort apparente.

2° Il décide des cas dans lesquels les inhumations hâtives ou tardives sont nécessaires.

3° Il accorde les certificats, les dispenses,

les exoines, qui sont toujours fondés sur des considérations médicales.

4° Il détermine d'une manière approximative les âges, dans les cas où l'on doit suppléer au défaut de titres ou de registres des états civils ou ecclésiastiques; ainsi que dans certains cas relatifs à des *questions d'identité*.

5° C'est le Médecin qui détermine le degré de difformité autorisant ou défendant l'inscription des monstres sur les registres de l'état civil, ce à quoi se rapportent des questions d'hérédité, qui quelquefois sont des plus importantes.

6° C'est encore lui qui fixe le degré de monstruosité double, exigeant que ces produits de la conception portent deux noms, et soient doublement inscrits sur les mêmes registres.

7° En qualité de Membre des administrations militaires, le Médecin décide de l'aptitude ou de l'inaptitude au service comme soldat : il doit être alors à même de reconnaître aussi facilement, les *maladies simulées* à l'aide desquelles des conscrits voudraient souvent se soustraire à la loi, que les *maladies dissimulées*, au moyen desquelles, tantôt un remplaçant se ferait compter de l'argent quoique son incapacité au service lui fut connue; tantôt, un militaire, vieux ou invalide, ferait en sorte de prolonger un service, auquel il ne serait plus apte, afin de tâcher d'atteindre l'époque à laquelle il devrait augmenter de grade, ou celle à laquelle il pourrait obtenir une pension.

III. *Médecine-Judiciaire.*

C'est cette partie de la *Médecine-Politique* qui constitue presque exclusivement ce que les auteurs entendent le plus souvent par *Médecine-Légale.* Ce que je dis là est d'autant plus vrai que certains auteurs, très estimés d'ailleurs, regardent comme synonymes les expressions *Médecine-Légale* et *Médecine-Judiciaire.* L'ouvrage de Metzger est précisément intitulé « *Principes* de *Médecine-Légale* ou *Judiciaire.* »

Ce qu'il y a d'important surtout dans l'Etude, l'Enseignement et la Pratique de la *Médecine* appelée *Légale*, c'est de *dénommer*, de *définir*, de *diviser* et de *limiter* l'objet dont elle s'occupe, de manière à éviter constamment de confondre les questions qui s'y rapportent avec celles qui font partie d'autres divisions de la *Médecine-Politique*. C'est là cependant une faute que n'ont pas pu éviter des auteurs même très recommandables, parce qu'ils n'ont pas assez senti que la première comme la plus importante des notions que l'on devait avoir sur la Science qu'on *étudiait* ou qu'on avait la prétention d'*enseigner*, était celle qui consiste précisément à *bien limiter son sujet*. C'est, en effet, à cela qu'il faut attribuer les envahissemens de territoire faits par la *Médecine* dite *Légale* au détriment, tantôt de la *Médecine-Vétérinaire*, tantôt de la *Chimie générale* et de la *Toxicologie* purement chimique, tantôt enfin, d'une des divisions de l'*Hygiène*. Avec un peu plus de réflexion, on aurait pu se faire une idée bien précise du caractère de ce qu'on appelait *Medicina Forensis*, *Medicina Juridica*, *Medicina Legalis*, et que, par suite de ce défaut de distinction, on a confondu avec les matières de diverses autres Sciences, qui, quoique plus ou moins rapprochées de la *Médecine-Légale*, présentaient cependant des lignes de démarcation qu'un peu plus de philosophie eut fait facilement reconnaître et respecter. En effet, tantôt on a regardé comme synonymes, les expressions *Médecine-Politique, Médecine-Policiale*, et *Police-Médicale;* tantôt, les dénominations dont il s'agit, ont été affectées à l'*Hygiène-Publique ;* tantôt, l'expression *Médecine-Légale* elle-même a désigné, soit l'*Hygiène-Publique*, soit la *Médecine-Législative*, si différentes de ce que les auteurs qui ont écrit en latin ont appelé *Medicina-Forensis, Medicina-Juridica.* Quelques Auteurs ont employé l'expression *Jurisprudentia Sanitaria*, pour désigner la *Médecine-Légale ;* mais, comme le dit LORENZO MARTINI, cette expression est peu convenable, puisqu'elle ne désigne que l'*Hygiène-Publique* (1).

Je vais tâcher d'introduire un peu de lumière dans l'épaisseur des ombres de ce cahos.

I. On n'a pas assez généralement senti, jusqu'à ce jour que la *Médecine-Légale* n'existait point par elle-même comme, l'Anatomie, la Physique, la Chimie, etc., mais qu'elle était seulement une Science toute d'application. Elle n'est, en effet, que l'*application de toutes les connaissances médicales, à la solution des*

(1) *Vid. Elem. Med. For. Polit. Med.*, etc. Taurini, 1832, in-8°, vol. I, pag. 10.

questions qui lui sont proposées par les magistrats, qu'elles doivent alors diriger dans l'exercice de leurs fonctions.

Mais devait-on en conclure, ainsi que l'ont fait des auteurs justement estimés, que ces matières qui constituent la *Médecine-Légale* étaient trop peu liées entr'elles, pour pouvoir être présentées sous forme d'*Ensemble Systématique ? ou comme constituant un corps de doctrine ?* Je crois être à même de prouver que c'est une erreur des plus graves, qui a été bien préjudiciable à la Science jusqu'à ce jour.

II. Si l'on jette un coup-d'œil sur l'*Ensemble* de ce qu'on appelle *Médecine-Légale,* en mettant à profit les connaissances que l'on peut facilement se procurer à cette époque, on s'aperçoit bientôt que cette Science, résultant des rapports de la Médecine avec la Législation a été, comme je l'ai déjà dit, dans mon avant-propos :

1° *Mal dénommée ;*
2° *Mal définie ;*
3° *Mal divisée ;*
4° *Ma llimitée.*

I°. J'ai dit que cette Science avait été *mal dénommée* : voyez, en effet, si les deux mots

Médecine-Légale expriment bien ce qu'on voulait leur faire désigner.

Le mot *Légal* a deux sens bien distincts : l'un signifie *selon la Loi, conforme à la Loi,* c'est le plus généralement employé; l'autre signifie, *se rapportant à la Loi,* et il est assez peu usité, pour que peut-être l'expression *Médecine-Légale* soit le seul exemple de cette espèce que beaucoup de gens pussent citer.

On a donc voulu désigner par *Médecine-Légale*, en donnant à l'épithète *Légale*, le second de ces deux sens, *cette partie de la Science Médicale qui est en rapport avec la Législation.*

Cependant, si nous examinons quelle est la nature des matières dont s'occupe la *Médecine-Légale*, nous voyons tout aussitôt que les cas de Médecine constituant les problèmes à la solution desquels elle travaille, sont constamment des maladies, des blessures, des naissances ou des morts, dont l'existence est précisément due à une contravention aux lois. Ce sont donc, rigoureusement parlant, des états morbides, des naissances, oudes morts, en opposition avec l'exercice régulier des lois, qui composent exclusivement les matières de ce qu'on appelle *Médecine-Légale.*

Il est aisé de voir maintenant tout le vice de cette dénomination: outre qu'elle emploie le mot *Légale* dans le sens le moins en usage, elle a encore le grand défaut de ne désigner que des matières qui, par leur nature, sont diamétralement opposées au sens le plus généralement adopté du mot *Légal.* Si bien que, rigoureusement parlant, l'expression *Médecine-Illégale* ou *Anti-Légale,* aurait été infiniment plus juste. Voilà un des motifs qui m'ont déterminé à préférer l'expression *Médecine-Judiciaire,* à celle de *Médecine-Légale* quoique cette dernière soit presque généralement adoptée (1). Il m'a semblé que la dénomination *Médecine-Judiciaire,* rendant assez bien l'idée que beaucoup d'auteurs avaient exprimée par les mots composés *Medicina-Forensis, Medicina-Juridica,* désignait parfaitement que les Lois avec lesquelles la Médecine était ici en rapport,

(1) On doit se rappeler d'ailleurs ici, que la partie de la Médecine, concernant la *Confection des Lois,* constitue la *Médecine-Législative,* Première des Divisions que j'ai données de la *Médecine-Politique.*

étaient précisément celles dont la connaissance, l'interprétation et les applications constituaient les attributions des *Magistrats*.

II°. J'ai dit que la *Médecine-Légale* avait été *mal définie....* mais puisqu'elle avait été *mal dénommée*, il était presque impossible qu'il en fût autrement.

En présentant d'une manière vague la *Médecine-Légale* comme l'ensemble des connaissances médicales qui se rapportaient à l'institution, à l'interprétation, et à l'application des Lois, on devait y comprendre nécessairement, mais fort mal à propos, la *Médecine-Politique* et l'*Hygiène-Publique*.

Ce qui fait surtout que la Médecine-Légale a été *mal définie*, c'est qu'on n'a pas su trouver le *vrai caractère de ce qui constitue une question Médico-Judiciaire;* et sous ce rapport j'ose croire que de longues réflexions m'ont mis à même de rendre service à la Science, en ajoutant quelque chose de neuf et d'utile à ce qu'on possédait déjà.

Après avoir cherché, vainement et pendant long-temps, le caractère des questions *Médico-Judiciaires*, dans les auteurs que j'avais pu me procurer, je crois avoir été assez heureux pour le créer ; car, je ne crains pas de le dire, je ne l'ai emprunté à personne : il m'appartient.

Caractère Médico-Judiciaire. Toutes les fois que, dans une question qui se rapporte en même-temps à la Médecine et aux Lois, je vois *un état morbide simulé, prétexté ou imputé ; ou bien, une mort, ou une naissance supposées, supprimées, apparentes ou réelles, en opposition constante avec l'exécution de quelque Loi :* je reconnais que la question, revêtue de ce caractère, est réellement une question *Médico-Judiciaire.* Lorsque le caractère que je viens d'indiquer manque à une question relative à la Médecine et aux Lois, *quand bien même cette question aurait été adressée par des Magistrats à des Médecins :* je crois, au contraire, pouvoir nier, hardiment, que cette question soit véritablement *Médico-Judiciaire.* Si l'on y prête un peu d'attention, on ne tardera pas à s'apercevoir, en effet, que cette question appartient alors, non à la *Médecine-Judiciaire*, mais évidemment *à la Médecine-Législative, à la Médecine-Administrative, à la Médecine du For-Interne* ou *à quelqu'une de leurs divisions.*

Des renseignemens relatifs à des questions

d'*identité*, sont dans une foule de circonstances, plus du ressort des témoins ordinaires et contemporains du fait, que de celui d'un Médecin consulté fort long-temps après. Ce qui prouve qu'un grand nombre de ces questions ne sont pas réellement *Médico-Judiciaires*, c'est qu'un Médecin quel qu'il soit doit alors être à même d'y répondre *aussi bien qu'un Médecin-Légiste.*

Supposez que l'on s'adresse à un charron pour savoir si un instrument que la vétusté a déformé, appartient réellement à un homme de cette profession, lorsque, dans une cause relative à un assassinat, on présume qu'un charron est l'auteur de ce crime : la simple question faite à un individu de cette profession, qui est ici le véritable Expert ; le simple renseignement que l'on exige de lui, constitue-t-il la question *Médico-judiciaire?* et faut-il parce que ce charron est ici réellement l'Expert désigné par la loi, décorer aussitôt cet artisan du titre de *Médecin-Légiste ?* il est inutile de pousser plus loin une semblable réflexion.

La Médecine-Judiciaire sera donc, selon moi, une troisième partie de la *Médecine-Politique*, embrassant toutes les questions, revêtues du caractère que je crois avoir signalé le premier.

III°. *Mal dénommée* et *mal définie*, cette Science qu'on appelait *Médecine-Légale* n'a pu être nécessairement que *mal divisée*. Quelques auteurs d'une grande réputation, qui n'est pas usurpée, ont même pensé que cette Science s'occupait de matières, si peu susceptibles de liaisons, que ce qu'il y avait de mieux à faire était de passer des unes aux autres, soit dans les Cours, soit dans les traités *ex-professo*, en renonçant au projet de les enchaîner par une idée commune à l'aide de laquelle on voudrait en former un Système, parce que, disent-ils, cette idée ne peut point exister. J'ai dit que cette manière de voir était une erreur, et je le répète : je ferai plus encore, je le démontrerai. Je n'aurai pour y parvenir, qu'à développer les idées que j'avais rédigées en répondant à la question que le sort nous avait désignée, lors de notre première épreuve de Concours.

Il est une idée générale réellement susceptible de lier entr'elles toutes les parties de la *Médecine-Judiciaire*, mais c'est dans la *Législation* qu'il fallait la prendre ; et le Docteur Murat est de tous les auteurs que j'ai consultés, le seul qui ait eu l'esprit de l'y chercher et le talent de l'y trouver. Lui seul paraît avoir eu en effet l'heureuse idée de dresser un *tableau Synoptique d'une Nosologie-Légale* fondée *sur le Code Social*, qu'il a considéré comme comprenant trois *Contrats* : le *Contrat Social*, le *Contrat* de *Mariage* et le *Contrat* des *Enfans*; et il a disposé, par Classes, Ordres, Genres et Espèces, presque toutes les questions Médico-Légales, en les désignant sous le titre de *Maladies-Légales*, ainsi qu'on l'a vu dans l'analyse que nous avons donnée de cette brochure, depuis la page 18 jusqu'à la page 30 de cet écrit. Les Maladies-Légales provenant de la violation d'un de ces trois Contrats envers soi ou envers autrui; et l'impuissance où l'on peut être de remplir les obligations que chacun d'eux impose, lui ont servi ensuite à disposer, souvent assez convenablement, les matières qu'il s'était proposé de classer. On verra plus tard comment j'ai tiré parti de ce travail, en le complétant d'abord, et en tâchant d'éviter ensuite les reproches que je lui ai moi-même adressés dans l'analyse critique que j'en ai faite (1).

(1) Voy. les pages 30 et suivantes jusqu'à la pag. 46.

IV°. Enfin, ai-je dit, la *Médecine-Légale* a été *mal limitée......* Mais n'eut-il pas été tout à fait extraordinaire qu'une Science *mal dénommée, mal définie* et *mal divisée*, pût être *limitée convenablement ?*

Ce que j'ai dit jusqu'ici, et les quelques mots que je vais encore y ajouter, concourront avec l'heureuse séparation de la *Toxicologie et de la Chimie générale* d'avec la *Médecine-Légale*, si philosophiquement opérée par M. Orfila, à mieux établir des limites fixes, que dorénavant, *à moins d'une marche rétrograde de la Science*, il ne sera plus permis de ne pas respecter. Cette division procure, en outre, le double avantage de protéger plus fortement l'innocent et de poursuivre plus sûrement le coupable.

Je sais bien qu'à tout prendre, il vaut infiniment mieux, conformément aux principes philantropiques des d'Aguesseau, des Filangièri et des Beccaria, laisser vivre vingt criminels, que s'exposer à faire périr un seul innocent; mais cependant on ne peut se dissimuler combien il serait dangereux de laisser dans le Corps Social, des empoisonneurs, dont un Expert, manquant de connaissances chimiques nécessaires, aurait méconnu le crime, et qui seraient d'autant plus disposés à commettre un nouveau forfait, quand ils seraient libres, qu'ils auraient été assez heureux une fois pour éviter le glaive de la Justice. Aussi, l'on ne peut s'empêcher de témoigner une grande reconnaissance, au nom du Corps Social tout entier, aux hommes de mérite qui, dans plus d'une circonstance, ont démontré l'existence du poison, lorsque de simples Docteurs, ou même des Pharmaciens, trop peu familiarisés avec les opérations Toxicologiques, *avaient préalablement déclaré que la découverte de tout poison était impossible.* On lit dans la *Gazette des Tribunaux*, du 2 décembre 1831 ; et dans le tom. III, pag. 162, des *Annales d'Hyg. Publ.* et de *Méd. Lég.*, que « la fille »BRADET, cuisinière, était accusée devant »la Cour d'Assises de Reims, de plusieurs »empoisonnemens ; le D. P...... *prétendit qu'il »n'y avait pas eu empoisonnement*, et MM. OR»FILA, BARRUEL et DEVERGIE *démontrèrent le »contraire.* »

On pourrait dire que dans certaines occasions les limites de la *Médecine-Judiciaire* varient, selon la qualité des Experts qu'elles exigent.

Lorsque des Magistrats, à l'occasion d'une prévention ou d'une accusation d'empoisonnement, veulent savoir *si certaines matières intestinales sont mêlées à une substance vénéneuse*, c'est à un habile Chimiste qu'ils s'adressent comme à l'Expert seul réellement compétent dans ce cas; et toutes les obligations du Chimiste consulté se bornent à déclarer qu'il a découvert une substance vénéneuse, dont alors il signale la nature; ou qu'il n'a absolument rien découvert, qui puisse être ainsi qualifié dans les matières soumises à son examen.

Mais lorque, dans un cas d'empoisonnement, il s'agit de savoir, par exemple, *si une substance vénéneuse qui évidemment n'a pas été absorbée, a pu cependant par le fait seul de sa présence déterminer la mort ?* on sent bien que le Chimiste, quelque habile qu'il soit, cesse aussitôt d'être l'Expert convenable; et que c'est à un *Médecin-Légiste*, ou à un *Professeur* de *Physiologie*, qu'il importe alors de s'adresser. Telle autre question d'empoisonnement pourrait exiger, à son tour, que le Professeur de Botanique fut consulté, plutôt qu'aucun de ses collègues.

Comme on le voit, à l'occasion d'un empoisonnement sur lequel l'autorité désire avoir l'avis d'une Faculté de Médecine, selon la manière dont la question est posée, c'est tantôt le Professeur de Toxicologie et de Chimie générale, tantôt le Professeur de Physiologie, et tantôt le Professeur de Botanique, qui doivent être regardés comme les Experts respectifs les plus compétens.

Il serait aisé de citer des cas Médico-Judiciaires dans lesquels les Médecins en Chefs d'hospices d'aliénés, et les Professeurs d'Hygiène, d'Anatomie, de Pathologie ou de Clinique tant interne qu'externe, pourraient fournir des décisions extrêmement importantes, sans qu'il fût de rigueur pour cela d'appeler Médecins-Légistes, les hommes instruits de diverses professions, qui, dans ces circonstances, auraient été les seuls experts que la Loi eût alors plus spécialement désignés.

III. Exposé de l'Ensemble Systématique de la *Médecine-Judiciaire* considérée dans ses rapports avec la *Médecine-Politique* (1).

(1) Dans la classification que je vais donner des questions que comprend la *Médecine-Judiciaire*, et des divisions de la *Médecine-Législative* et de la *Médecine-*

A l'exemple du Docteur Murat, ce sera dans la Législation, ou pour mieux dire dans l'Histoire de la formation des Sociétés Politiques, que je trouverai moi aussi le lien commun de toutes les questions dites *Médico-Légales ;* mais on verra en outre que j'étendrai cette idée à l'institution d'une vaste Science, dont la *Médecine-Judiciaire* n'est elle même qu'une partie ; et que Murat est bien loin d'avoir jamais eu cette intention.

Administrative, qui ont été si souvent confondues avec la *Médecine-Légale*, je profiterai de l'heureuse idée qu'a eue le Docteur Murat, quand il a publié, il y a trente-un ans, son *Tableau synoptique d'une Nosologie médicale fondée sur le* Code Social. Mais quand j'ai fait moi-même d'abord l'analyse, et puis l'apologie et la critique de ce travail, j'ai désiré surtout qu'on le comparât avec celui qui m'était propre, et que l'on vît par conséquent combien j'avais modifié les idées de ce Docteur, dans ce qu'elles présentaient d'inexact, d'incorrect, de peu philosophique, mais surtout d'incomplet. On verra que je me suis principalement attaché à classer avec méthode toutes les questions *Médico-Judiciaires*, ce que Murat avait trouvé lui-même au-dessus de ses forces, uniquement peut-être parce qu'il n'avait pas su trouver le caractère distinctif de ces questions, caractère dont la découverte semble m'avoir été réservée.

La première idée qui a dû venir à des hommes isolés, ayant des ennemis communs, a été de se rapprocher, de se réunir, afin que chacun d'eux défendît les autres contre l'ennemi, quel qu'il fût, qui les attaquait tous. De-là est né ce que j'appellerai : *Code d'Association-mutuelle.*

Mais il est d'autres conventions, nécessaires aux hommes réunis en société, et qui ont rendu indispensables de nouvelles délibérations de leur part. Ils ont dû s'occuper de la défense, de ce qu'ils possédaient ; de leur liberté individuelle, et de leur vie, contre les entreprises de leurs co-sociétaires : le résultat de cette délibération, a été un *Contrat-Social* dont ils ont accepté les conditions, qu'ils ont solennellement juré de ne jamais enfreindre.

Plus tard, le maintien de la Société, et le désir de son accroissement, dans l'intérêt de tous, a suggéré l'institution du *Contrat* de *Mariage*, dont le résultat devait être naturellement la naissance d'enfans, qui, jusqu'à ce que les progrès du développement les eût fait entrer dans la classe du *Contrat-Social*, avaient aussi besoin de lois sous la protection desquelles ils pussent être nourris et élevés. Nous appellerons l'ensemble de ces lois, *Lois protectrices des enfans*, et non *Contrat des Enfans*, comme l'a fait MURAT, qui, en adoptant cette dénomination vicieuse, n'a pas vu qu'il supposait implicitement que l'enfant qui vient de naître était en état de consentir un acte public de la plus grande importance, et avait la capacité convenable pour cela : ce qui est contraire au texte de la loi (1) et tombe même dans l'absurde.

Voyons maintenant s'il est impossible de classer toutes les questions revêtues du caractère *Médico-Judiciaire* que nous avons signalé, en les rapportant à des violations du *Contrat Social*, du *Contrat* de *Mariage*, et des *Lois protectrices des Enfans* : ce qui constituera trois Sections, dans lesquelles nous établirons des Classes fondées sur ce que les violations indiquées auront été : 1° commises envers soi ; 2° commises envers autrui ; et enfin 3° sur ce que l'on aura omis à dessein, ou l'on se sera trouvé dans l'impossibilité de remplir les conditions des Contrats ou des Lois indiquées.

(1) Voy. art. 1108 du Cod. Civ.

PREMIERE SECTION.

VIOLATIONS DU CONTRAT SOCIAL.

Ire CLASSE. — *Par un individu envers lui-même.*

1er ORDRE. — *Maladies prétextées.*

IIme ORDRE. — *Maladies simulées :*

1er GENRE. — Par lésion Physique et Mécanique de nos organes, (fausse briéveté d'un membre);

2e GENRE. — Par lésion de fonctions Vitales (fausse hypéresthésie);

3e GENRE. — Par lésion de fonctions Morales ou Intellectuelles (fausses aliénations mentales);

4e GENRE. — Par lésion de l'accord des deux Puissances Vitale et Morale, d'après les idées de BACON, relatives à la *Doctrina fœderis animi et corporis* (faux somnambulisme).

IIIme ORDRE. — *Maladies dssiïmulées*

1er GENRE. — Par un criminel voulant éviter les recherches judiciaires;

2e GENRE. — Par un remplaçant, ou un militaire qui veut continuer à servir (Leur examen est plus du ressort de la Médecine-Administrative-Militaire où il a été indiqué (1)).

IVme ORDRE. — *Maladies provoquées :*

1er GENRE. — Fractures dont la réunion a été empêchée (2);
2e GENRE. — Blessures faites exprès, gênant le jeu de tendons;
3e GENRE. — Mutilations (amput. du pouce droit, etc.).

Vme ORDRE. — *Suicides classés par degré de détermination :*

1er GENRE. — Par des moyens n'exigeant aucune préparation :

ESPÈCES :

1° Submersion;
2° Précipitation ordinaire;
3° Précipitation dans un vaste foyer ardent.

2e GENRE. — Par des moyens exigeant des dispositions plus ou moins longues :

ESPÈCES :

1° Empoisonnement;
2° Explosion de la poudre;

(1) Les maladies dissimulées par les Domestiques que l'on refuserait de recevoir, ou que l'on renverrait sont plutôt du ressort de l'Hygiène.

(2) Le plus souvent pour se soustraire au service militaire, ou pour prolonger son séjour dans une infirmerie de Maison de Détention; mais pouvant aussi avoir pour but d'obtenir une pension alimentaire en alléguant l'impossibilité où l'on est de travailler pour gagner sa vie.

3° Fer ou tout autre corps piquant ou tranchant;
4° Suffocation;
5° Suspension;
6° Strangulation;
7° Forte décharge électrique.

3e GENRE. — Par celui de tous les moyens qui exige le plus de détermination et de courage soutenu (inanition volontaire):

IIme CLASSE. — *Par un individu envers les autres.*

Ier ORDRE. — GENRE UNIQUE. — *Maladies imputées*:

ESPÈCES:

1° Pour commutation de peine;
2° Pour s'emparer d'un héritage, par anticipation, au moyen de l'interdiction;
3° A l'occasion d'un accouchement qui n'avait été que simulé.

IIme ORDRE. — *Blessures.*

1er GENRE. — *Blessures légères* ne produisant qu'une incapacité de travail pendant moins de vingt jours

ESPÈCES:

1° Contusions;
2° Blessures avec légère effusion sanguine;
3° Blessure exigeant quinze jours de traitement (art. 303 et 311 du Code Pénal).

2ᵉ GENRE. — *Blessures graves et dangereuses*, desquelles il résulte des *maladies ou incapacités de travail personnel pendant plus de vingt jours* (art. 309 du Cod. Pén.).

ESPÈCES :

1° Curables sans lésion de fonctions ;

2° Curables mais avec lésion de fonctions.

3ᵉ GENRE.—*Blessures mortelles* (art. 309 et 310 du Cod. Pén.).

ESPÈCES :

1° Mortelles par accident ;

2° Mortelles par elles-mêmes :

a. Ouverture de vaisseau de gros calibre ;

b. Lésions du cervelet ;

c. Blessures faites à un Fonctionnaire public, amenant la mort avant le quarantième jour (art. 231 du Cod. Pén.) ;

d. Castration suivie de mort avant le quarantième jour (art. 316 du Cod. Pén.).

IIIᵐᵉ ORDRE. — *Homicides classés par degrés de cruauté* (art. 302 et 304 du Cod. Pén.).

ESPÈCES :

1° Empoisonnemens ;

2° Ebranlemens mortels des centres nerveux (commotions) ;

3° Homicide par terreur (MURAT) ;

4° Explosion de la poudre ;

5° Forte décharge électrique et inflammation de certains gaz dans les Mines opérées avec préméditation ;

6° Fer, et corps de tout genre piquans ou tranchans;

7° Lapidation et action de corps contondans;

8° Suffocation, { 1° par gaz irrespirables; 2° par coussins sur le visage; 3° par submersion;

9° Etranglement;

10° Suspension;

11° Mort par insufflation forcée ou par actes analogues;

12° Bain froid jusqu'à la mort (Voy. *Ann. d'Hyg.*);

13° Chatouilles jusqu'à la mort: 1° dans l'intérieur des narines (Sikora, pag. 106); 2° à la plante des pieds;

14° Inhumation préméditée à l'occasion de mort apparente.

IVme ORDRE. — *Attentats aux mœurs sur des Individus de même sexe*: Adultes, Pubères ou Impubères (art. 330, 331, 332, 333, 334 et 335 du Cod. Pén.)

IIIme CLASSE. — *Impossibilités soit Physique, soit Vitale, soit Morale de remplir les conditions du Contrat Social.*

Ier ORDRE. — Genre unique. — *Impossibilités par maladies ou infirmités purement Physiques ou Mécaniques*:

Espèces :

1° Myopie (sous le rapport purement Physique) motif d'exemption définitive;

2° Défaut de dents incisives et canines supérieures et inférieures ;
3° Luxations } non réduites ;
4° Fractures }
5° Ankylose vraie ;
6° Hernies, etc. ;
} autres motifs d'exemptions définitives.

IIme ORDRE.—Genre unique.—*Impossibilités par maladies ou infirmités provenant de lésions de fonctions Vitales :*

Espèces :

1° Ophthalmies, Fièvres aiguës, etc., (motifs d'exemptions temporaires) ;

2° Maladies chroniques ou constitutionnelles (Scrofules, Scorbut, Cancer, etc., ou infirmités permanentes ; surdité, mutisme, bégaiement, instabilité d'énergie musculaire : motifs d'exemptions militaires, de congés définitifs, etc.).

IIIme ORDRE. — *Impossibilités par maladies ou infirmités provenant de lésions des facultés de la cause Morale :*

1er genre. — Affaiblissement des facultés intellectuelles :

Espèces :

1° Défaut de capacité suffisante pour comprendre la teneur d'un acte ;

2° Défaut de mémoire ;

3o Défaut de suite ou de liaison d'idées. (Motifs d'interdict.);

4o Ivresse;

5o Passion, { Jalousie; Colère;

2e GENRE. — Aliénations mentales :

ESPÈCES :

1o Fatuité, { Imbécillité; Idiotie;

2o Manie;

3o Démence;

Nullités de mariage, de culpabilité, etc.

IVme ORDRE. — *Impossibilité de remplir les conditions du Contrat Social par attaques d'apoplexie, etc.*; *morts apparentes*, *ou morts réelles non provoquées* :

1er GENRE. — Mort apparente *(asphyxie vraie)*; attaque d'apoplexie, d'épilepsie, d'extase, etc., empêchant de secourir une épouse brûlant par l'effet d'une *combustion humaine spontanée*;

2e GENRE. — Morts accidentelles (1);

1o ESPÈCES *par causes externes* :

a. Coup de foudre;

b. Congélation;

c. Ecroulement d'une voûte;

d. Naufrage, etc.;

(1) Un même accident occasionant la mort de plusieurs personnes, dont les unes sont héritières des autres, donne lieu aux questions de *présomptions de survie à décider par les circonstances du fait* (la Loi règle les autres, voy. les art. 720, 721 et 722 du Cod. Civ.).

e. *Par excès*, { Ivresse, Indigestions, } mortelles ; Excès de coït;

2° Espèces *par causes internes :*

a. Besoin impérieux non satisfait (inanition);
b. Rupture d'anévrisme;
c. Spasme du cœur;
d. Combustion humaine spontanée;
e. Affection morale vive et prompte; ou lente et concentrée tuant à la longue.

3e genre. — Mort sénile, à distinguer des morts *apparentes*, des *morts accidentelles*, et de l'*homicide*.

II. SECTION.

VIOLATION DU CONTRAT DE MARIAGE.

IVme CLASSE. — *Violation du Contrat de Mariage par l'Homme.*

ORDRE UNIQUE. — *Viol* (art. 330, 331, 332, 333, 334 et 335 du Cod. Pén.).

1er genre. — *Attentat contre l'honneur d'une Fille :*

Espèces :

1° Violence ou séduction envers une impubère, (la publicité d'un tel acte anéantissant les faveurs du Contrat de Mariage);

2 °Violence sans que la Fille en ait conscience (pendant narcotisme, ivresse, ou parce qu'elle est imbécile) :

3° Violence par force supérieure (1).

Un enfant naturel peut être également le résultat des trois espèces.

2ᵉ GENRE. — *Attentat contre l'honneur d'une Femme* :

Adultère forcé pouvant avoir les suites criminelles de l'*adultère volontaire*. (Voyez la Vᵐᵉ Classe).

Vᵐᵉ CLASSE. — *Violation du Contrat de Mariage par la Femme.*

Iᵉʳ ORDRE. — *Grossesse simulée, préparant une supposition de part.*

IIᵐᵉ ORDRE. — *Supposition de part* (art. 345 du Cod. Pén.).

IIIᵐᵉ ORDRE. — *Substitution de part* (Id.).

ESPÈCES :

1° Pour se faire épouser ;

2° Pour retenir injustement la fortune d'un mari défunt ;

3° Pour conserver certains titres à l'aide d'un Enfant mâle substitué à une Fille.

(1) Ces motifs sont communs aux trois premiers Ordres de cette Classe.

IVme ORDRE. — *Adultère volontaire* (art. 312 et 313 du Cod. Civ.).

1er GENRE. — *Naissances précoces* (art. 314 du Cod. Civ.).

2e GENRE. — *Naissances tardives* (art. 315 et 317 du Cod. Civ.).

3e GENRE. — *Superfétation* :
- 1° Dans les premiers quinze ou vingt jours : l'ovule n'occupant point encore l'intérieur de l'utérus ;
- 2° A toute époque pendant une grossesse extra-utérine ;
- 3° A toute époque en cas d'utérus double (CASSAN, MM^es BOIVIN, LACHAPELLE, etc.) ;
- 4° Superfétation ou surconception, même après les quinze ou vingt premiers jours, selon DESGRANGES, de Lyon ; M. FODÉRÉ et autres.

4e GENRE. — Négation d'accouchement avec *suppression de part*, pour soustraire les preuves du crime (art. 345 du Cod. Pén.).

VIme CLASSE. — *Impossibilité Physique pour l'Homme et pour la Femme de remplir les conditions du Contrat de Mariage.*

Ier ORDRE. — *Hermaphrodisme* (art. 180 du Cod. Civ.).

1er GENRE. — Apparent chez le sexe Masculin ;

2e GENRE. — Apparent chez le sexe Féminin ;

Espèces :

1° Développement extraordinaire du clitoris avec atrésie, ou conformation vicieuse du vagin ;

2° Renversement ou prolapsus utérin, donnant à l'utérus et au clitoris l'aspect de bourses et d'une verge.

3e genre. — *Neutre* :

Espèces :

1° Avec absence de sexe prononcé ;

2° Avec conformité sexuelle mixte (Marc).

IIme ORDRE. — *Impuissance* (art. 180 du Cod. Civ.).

1er genre. — *Chez l'Homme* :

1re Espèce : *relative ou temporaire* :

a. Phimosis ; bride contre nature ; hypospadias ;

b. Répugnance morale ; aversion ;

2e Espèce *absolue* :

Paralysie de la verge.

2e genre. — *Chez la Femme* :

1re Espèce : *relative ou temporaire* :

Occlusion de la vulve opérable ;

2e Espèce *absolue* :

Défaut des parties sexuelles externes.

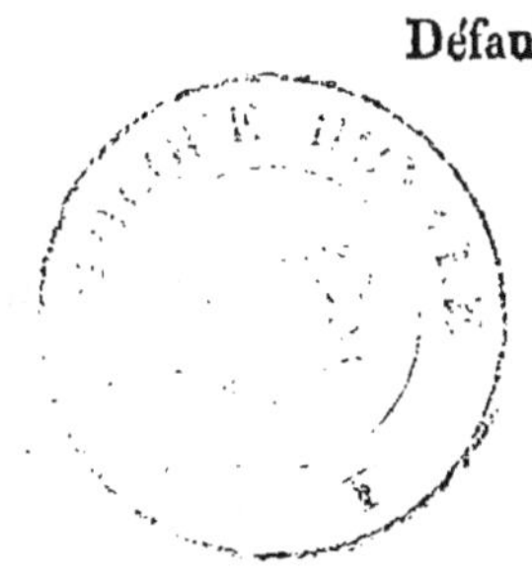

IIme ORDRE. — *Infécondité.*

1er GENRE. — Chez l'Homme,	absolue	tempor.
2e GENRE. — Chez la Femme,	ou relative,	ou accident.

IVme ORDRE. — *Infécondité spéciale pour la Femme (Bassin trop étroit.).*

III. SECTION.

LOIS PROTECTRICES DES ENFANS.

VIIme CLASSE. — *Violation et oubli de ces Lois, ou impossibilité de s'acquitter des obligations qu'elles imposent, de la part des personnes qui doivent tous leurs soins à l'Enfant à naître, au nouveau-né, et aux monstres.*

Ier ORDRE. — *Violation des Lois protectrices des Enfans.*

1er GENRE. — *Avant la Naissance.*

Espèces :

1° Embryoctonie, avortement provoqué : (art. 317 du Cod. Pén.);

2° Fœticide (art. 302 ou 317 du Cod. Pén. selon que le fœtus était ou n'était pas viable);

3° Embryoctonie ou fœticide par l'oubli des égards dus à la Femme criminelle qui se déclare enceinte (art. 27 du Cod. Pén.).

2e GENRE. — *Après la Naissance* :

Infanticide par commission : (art. 302 du Cod. Pén.). Voy. pour les Espèces, les IIme et IIIme Ordres de la IIme Classe de la Ire Section des *Violations du Contrat Social*, auxquels il faut joindre l'*Exposition*.

3e GENRE. — Suppression de part : (art. 345 du Cod. Pén.) :

ESPÈCES :

1° Pour pouvoir nier l'adultère ;

2° Dans des intérêts de fortune, etc.

IIme ORDRE. — *Oubli des Lois protectrices des Enfans* :

1er GENRE. — *Lorsqu'ils sont encore dans le sein de la Mère* :

Omission d'opération Césarienne, lorsque une Femme enceinte mourant dans l'un des trois derniers mois de la grossesse, cette opération aurait dû être pratiquée immédiatement après la mort, pour tâcher de sauver l'Enfant;

2e GENRE. — *Quand ils sont hors du Sein maternel* :

ESPÈCES :

1° Omission de la ligature du cordon;

2° Défaut des soins qu'exigent chez le nouveau-né l'état apoplectique, l'asphyxie, etc.;

3° Défaut de nourriture, de vêtemens, etc.;

4° Omission d'opérations indispensables, telles que:

1. La section du filet de la langue;

2. L'ouverture, à l'aide d'une opération convenable, des narines, des lèvres, du prépuce, de l'anus, dont les parties en contact dans l'état ordinaire, sont ici vicieusement adhérentes.

IIIme ORDRE.

Impossibilité où se trouve la Femme, de secourir son enfant, pendant ou immédiatement après un accouchement laborieux, par faiblesse, syncope, convulsions, etc., etc. (1).

(1) La rapidité avec laquelle j'ai fait ce travail, a été cause que j'ai pris, comme exemples de *Maladies-Simulées Médico-Judiciaires*, des *Maladies-Simulées*, qui sont la plupart plutôt du domaine de la *Médecine-Administrative-Militaire* que de la *Médecine-Judiciaire*, 1° parce que ces exemples se sont présentés les premiers à mon esprit; et 2° parce que surtout ils désignaient bien ces divers *genres* et *espèces* que je voulais établir.

La ligne de démarcation qui sépare la *Médecine-Administrative* d'avec la *Médecine-Judiciaire*, a été trop bien précisée à la pag. 51, entre autres, pour que je doive craindre d'encourir le moindre reproche de confusion à cet égard.

Il ne faut jamais oublier que le caractère des *Maladies-Simulées Médico-Judiciaires* est leur *opposition à l'exécution d'une Loi* : sans cela, une *Maladie-Simulée* est tout-à-fait étrangère à la *Médecine-Judiciaire* ou à la *Médecine-Légale* : la vieillesse simulée de Sixte V n'est pas plus une *Maladie-Simulée Médico-Légale*, que l'*Ivresse-Simulée* d'un Comédien dans beaucoup de pièces de Théâtre.

Quant à certaines amputations, celles des doigts par exemple, ce n'est que par l'effet d'une erreur grave qu'on pourrait les confondre avec des *Maladies-Simulées* ... y a-t-il rien de *moins simulé* et de *plus réel* que des *Mutilations*, telles que des *amputations de doigts !*

Pour ce qui se rapporte aux Monstres, on est forcé de convenir qu'il est peu de questions les concernant, directement relatives à la *Medecine-Judiciaire.* Je vais cependant, à titre d'exemple, en indiquer une, de cette Classe, que je n'ai trouvée signalée nulle part ; la voici :

Si un monstre inspirait une horreur trés prononcée à celle qui vient de lui donner naissance, cette mère serait-elle réellement criminelle pour l'avoir abandonné et laissé périr ? Serait-il juste de lui appliquer l'article 302 *du Code Pénal?*

La plupart des autres questions un peu saillantes relatives aux Monstres, appartiennent beaucoup plus à la *Médecine-Administrative ;* à une des divisions de la *Médecine-Législative* (Police-Médicale); ou à la *Médecine-Politique du For-Interne :* et elles ont été ou seront indiquées dans leurs places naturelles.

IIº. *Médecine-Politique du For-Interne.*

Pressé par les autres épreuves du Concours, je me contenterai d'énumérer seulement ici quelques-unes des principales questions qui doivent naturellement être classées dans cette seconde grande division de la *Médecine-Politique*.

1° Obligation pour le Docteur en Médecine de respecter les diverses pratiques religieuses, et les diverses croyances des familles au sein desquelles il est introduit comme Médecin.

2° Détermination des cas de dispenses de pratiques, ou de cérémonies, qui sont ordinairement d'obligation dans les diverses religions.

3° Décisions de certains cas de conscience dans lesquels les Médecins sont priés d'émettre *confidentiellement* leur avis (par exemple à l'occasion d'enfans nés pendant un mariage, mais qu'une intrigue secrète fait présumer adultérins, à l'un de ses auteurs, ou au père putatif).

4° Décision à porter sur le *caractère naturel ou surnaturel d'un phénomène* (1° miracles attribués à Dieu; 2° sortiléges, possessions, etc., etc., rapportés au Démon, par des esprits faibles, ou par des hommes à imagination ardente, etc. Ces questions moins d'accord avec l'état actuel de nos connaissances et la direction des esprits de notre époque, sont néanmoins susceptibles d'occuper, par la suite, autant qu'elles l'ont fait par le passé.

5° Savoir si un Monstre doit ou ne doit pas être baptisé ?

6° Même question quand ses formes sont mi-parties de l'homme et de la bête.

7° Quelles sont les limites où s'arrête le Baptême double des jumeaux greffés, ou des monstres doubles.

8° Examen critique de la question relative au terme précis de l'animation du fœtus ; ainsi que de la loi des Empereurs Sévère et Antonin, condamnant à mort les femmes qui se fesaient avorter, seulement après quarante jours, parce qu'ils ne supposaient point que le fœtus pût être formé avant cette époque.

IV. Terminons maintenant cet écrit par l'examen de quelques questions du ressort de la *Médecine-Judiciaire Pratique.*

Quel est le caractère le plus distinctif du simple *Expert?*

Quel est celui du *Médecin assermenté pour les rapports, auprès des Cours et des Tribunaux?*

Quel est celui du *Médecin-Légiste*, chargé *d'une Chaire de Médecine-Légale dans une Faculté ?*

I. Comme nous l'avons déjà dit des ouvrièrs, appartenant à des professions tout à fait différentes, peuvent être réellement Experts pour des questions accessoires qui leur seraient adressées dans certaines causes, et nous pouvons ajouter ici, que ces individus seraient susceptibles d'être excellens Experts, dans beaucoup de circonstances, quand bien même ils ne sauraient ni écrire ni lire.

Dans quelques pays, les bouchers ont *coutume* de tuer les bestiaux qu'ils fournissent aux boucheries, en enfonçant un couteau, à double tranchant, à travers les côtes gauches, jusqu'au cœur, auquel ils font ensuite deux blessures bien distinctes, quoique d'ailleurs la plaie de la poitrine soit simple. Un boucher de ces pays pourra très bien être consulté pour savoir s'il est probable qu'un individu trouvé mort avec une pareille blessure, aura plutôt succombé sous les coups d'un de ses confrères, que sous ceux d'un individu appartenant à une autre profession. La réponse affirmative, dans un cas de cette nature, *quoique ne devant fournir que de simples probabilités*, peut néanmoins quelquefois être d'un grand poids aux yeux des jurés : parce que, l'on sait bien qu'un homme qui commet un crime de ce genre, saisit le plus souvent une occasion qui, pouvant lui échapper, ne lui donne guère le temps de réfléchir ; parce que, dans un moment où l'âme est loin d'être calme, une habitude de mouvemens rendus nécessaires par un exercice journalier, l'emporte sur l'idée momentanée qu'aurait pu avoir le meurtrier, de varier sa manière de tuer, afin de n'être pas reconnu, etc. On sait bien, d'ailleurs, que ce qui fait qu'un assassin agit sans se gêner en aucune manière, c'est que, presque toujours, il ne frappe sa victime que parce qu'il est persuadé qu'il n'est vu de personne. Or, est-il nécessaire pour juger la forme de blessure dont il s'agit ici, que l'Expert sache écrire ou même lire ? non, certainement.

Hé bien, faut-il s'étonner que des Médecins soient consultés à l'occasion de certaines questions, mal à propos regardées comme *Médico-Légales*, et dans lesquelles, quoiqu'il s'agisse de délits graves, on ne peut dire qu'il y eût réellement question *Médico-Judiciaire?* Non sans doute. Ce qui seul prouverait que la question n'est réellement pas

Médico-Judiciaire, c'est que, dans ces cas, un Médecin instruit, *quel qu'il soit*, est aussi apte à être Expert qu'un Médecin-Légiste. A l'occasion d'une question d'identité, par exemple, on veut savoir si un individu, que l'on soumet à l'examen d'un Médecin, a plutôt 45 que 60 ans. Que le Médecin alors consulté, réponde par l'affirmative ou par la négative, je ne saurais regarder le simple renseignement qu'on lui a demandé, comme constituant à lui seul, une question *Médico-Judiciaire*. Quant à l'affaire elle-même, on voit bien qu'elle ne présente nullement les caractères d'une pareille question. Toute Médecine suppose une maladie à reconnaître ou une mort à éviter : il n'y a là rien de médical, à proprement parler. Toute question de *Médecine-Judiciaire* exigerait même qu'une mort ou un état morbide apparens ou réels, fussent en opposition formelle avec l'exécution d'une loi..... or, il n'y a rien de tout cela dans l'affaire actuelle. Aussi les témoins contemporains des circonstances principales du fait, sont-ils les seuls véritables Experts, qui peuvent éclairer les difficultés en pareille occurrence.

II. Quant aux *Médecins assermentés pour les*

rapports près les Cours et Tribunaux, on sent bien que ce sont des Experts d'un autre genre. Les Docteurs placés dans ce poste honorable, sont chargés de toutes les opérations médico-chirurgicales se rapportant aux questions *Médico-Judiciaires;* et dans le cas où, sur leur demande, il leur est adjoint des Chimistes ou des Pharmaciens, comme dans toutes les causes criminelles, exigeant des analyses chimiques rigoureuses, ces opérations s'exécutent constamment en leur présence, et quelquefois même sous leur direction. Ensuite le Médecin assermenté rédige lui-même le rapport, qui est signé, non seulement par lui et par tous les autres Experts dont les lumières ont été invoquées, et dont le nombre et la qualité varient suivant la nature des causes; mais encore, par les autorités, ou leurs délégués, en présence desquels toutes ces opérations ont dû être faites.

On peut donc dire que, être à même de constater l'état de mort; faire convenablement une ouverture de cadavre; distinguer les lésions accidentelles de celles qui sont le résultat d'altérations anatomiques morbides, aiguës ou chroniques; apprécier d'une manière équitable l'influence que des blessures, de gravités différentes, ont pu exercer sur des gênes ou des anéantissemens de fonctions, ainsi que sur la mort, survenant à des époques plus ou moins éloignées; constater divers états pathologiques tels que les suites du Viol, celles d'un Accouchement récent et ancien ; la viabilité, ou la non viabilité, d'un Enfant qui vient de naître ; dresser un rapport régulièrement rédigé, où, après le protocole de rigueur, et le *visum et repertum*, présentant chaque circonstance dans sa place la plus naturelle, l'on tire les conséquences qui devaient seules être rigoureusement déduites, tant de chaque circonstance particulière que de leur ensemble ; donner des renseignemens verbaux en pleine Cour ; et coopérer à la rédaction de *Consultations Médico-Judiciaires*, ou même les rédiger : telles sont presque toutes les obligations des Médecins pour les Rapports, attachés à une Cour ou à un Tribunal.

III. Quant au *Professeur de Médecine-Légale dans une Faculté de Médecine*, ses devoirs sont plus nombreux encore, mais ils sont nécessairement influencés par la position dans laquelle il se trouve, et qui ne peut être comparée à celle d'aucun autre *Médecin-Légiste* étranger à cette Faculté. Toutes les obligations du simple Expert ordinaire de toute profession; celle du Médecin pour les Rapports près les Cours et Tribunaux; et celle du Professeur, chargé d'enseigner publiquement la *Médecime-Légale* dans une Faculté de Médecine, et de faire, en outre, toute l'année, soit des examens sur des matières très différentes, soit des argumentations contre des thèses sur des sujets très variés : toutes ces obligations, dis-je, se trouvent réunies chez lui. Mais on sent bien que le manuel qu'exigent les ouvertures de cadavres, et l'Art de rapporter en Justice, qui sont les *principales attributions* du *Médecin pour les Rapports près les Cours et Tribunaux*, deviennent un peu moins importantes pour le Professeur de Médecine-Légale dans une Faculté, qui doit regarder comme ses principaux devoirs, la rédaction des Consultations pour les cas épineux Médico-Judiciaires sur lesquels l'autorité requiert l'avis de la Faculté de Médecine dont il fait partie; les obligations communes auxquelles il est soumis, ainsi que les autres Professeurs ses Collègues; mais surtout l'honneur de faire, chaque année, un Cours sur la Médecine-Légale, dont l'enseignement lui a été spécialement confié.

C'est ici le lieu d'indiquer les qualités oratoires indispensables au *Professeur de Médecine-Légale dans une Faculté*, et dont le *Médecin-Expert auprès des Tribunaux et Cours Royales*, a si peu besoin, qu'il pourrait peut-être complètement en manquer, sans cesser pour cela d'être à même de s'acquitter convenablement de tous ses devoirs.

Je veux parler, de cette habitude de réflexions soutenues, seule capable de produire des conceptions intellectuelles, des pensées d'une certaine force; de l'Art, si difficile, de disposer ses idées dans un plan dont les divisions aient été discutées une à une, avant que d'avoir été définitivement arrêtées; de cet ordre méthodique, si pénible pour celui qui compose, si utile, si agréable pour les lecteurs dont il sait prévenir la fatigue, et à l'établissement duquel, la Logique la plus sévère et la Philosophie la plus saine, doivent présider avec constance et égalité.

Je veux parler surtout de l'Art, peut-être plus difficile encore, de transmettre oralement ses pensées, à l'aide d'une voix agréable et sonore, d'un ton qui ne soit ni trop aigu ni trop grave, et dont les inflexions, douces et variées, puissent éviter le débit monotone qui tue les meilleures compositions.

Je veux parler enfin, de la propriété des termes; de cette flexibilité des organes également ennemie d'une élocution trop lente ou trop rapide; et surtout, de la netteté et de la pureté de la prononciation, qui font que, même dans une vaste enceinte, le plus éloigné des auditeurs peut très bien, s'il est attentif, ne pas laisser échapper un seul mot. C'est dans le rôle de *Tancrède, expirant*, que Talma était un si beau modèle de ces dernières qualités oratoires, qui lui méritaient toujours des explosions d'applaudissemens de la part de ses nombreux admirateurs.

Mais, je vous le demande, est-il bien nécessaire que le *Médecin-Expert* ait péniblement acquis toutes ces qualités, pour être à même de faire une ouverture de cadavre, et de rédiger, afin de servir devant les tribunaux, un sec rapport, à formes disgracieuses, et dont la composition et le style sont presque toujours aussi froids que le sujet inanimé qui l'a dicté le plus souvent?

V. Je n'abandonnerai pas ce sujet sans dire

quelques mots sur la ligne de démarcation qui doit être établie, entre la profession du *Médecin-Légiste*, et celles de l'*Avocat* et du *Magistrat*.

Il est des circonstances, toujours pénibles sans doute, dans lesquelles le devoir, l'honneur et quelquefois même la prudence et le besoin de notre propre conservation, exigent impérieusement que le Médecin ordinaire, à plus forte raison le Médecin-Légiste, signalent à l'autorité les crimes que l'on ose commettre sous leurs yeux. Il n'est même pas besoin d'être Médecin pour cela : tout citoyen dont la vie est sans cesse sur le point d'être compromise, ne peut sans courir le plus grand danger, se dispenser de désigner à la Justice le furieux, le meurtrier, l'empoisonneur ou l'incendiaire qui pourraient, d'un moment à l'autre l'attaquer dans sa personne, dans les membres de sa famille, ou dans ses propriétés.

Mais les Médecins de toute classe, et les Médecins-Légistes en particulier, ont un intérêt de plus. Outre qu'ils sont, dans la Société, comme des sentinelles avancées, par rapport aux crimes que l'on voudrait commettre, ils se trouvent encore dans l'obligation de signaler certains forfaits à l'autorité, avec d'autant plus de zèle, qu'alors, comme dans l'infanticide par omission, ne pas agir c'est être coupable; et que d'ailleurs, dans plus d'une circonstance, le crime, abusant de la faiblesse qui avait engagé le Médecin à gémir, à fermer les yeux et à se taire, s'est efforcé d'échapper au glaive de la Justice, en désignant le Médecin lui-même comme l'unique auteur du délit, ou tout au moins comme son complice.

N'allez pas croire que j'approuve le moins du monde, et que je sois tenté surtout de regarder comme modèles, ces rapports monstrueux, dans lesquels des Experts, ignorant les limites de leur profession, ne craignant pas d'énoncer des opinions ou des interprétations fausses, qui ne leur sont nullement demandées, et dont les conséquences sont d'ailleurs des plus graves..! L'*Expert ignorant*, que l'on ne saurait confondre avec le *Médecin-Légiste*, et qui, au lieu d'être simple historien d'un fait, devient alors un *vrai témoin spontanément à charge, ayant même quelquefois les allures et le caractère apparent d'un témoin qui a vendu sa conscience*, ne mérite guère plus de confiance et d'estime que le *faux-témoin* lui-même, auquel il n'a pas craint de tant ressembler. Non, jamais, quoiqu'on en puisse dire, le *Médecin-Légiste* ne doit transformer son rôle en celui d'avocat accusateur. Dans les Rapports ou dans les Consultations médico-judiciaires d'un Médecin-Légiste, dont la probité, la fermeté et l'impartialité sont à toute épreuve, le crime ou l'innocence doivent ressortir, du simple exposé des faits; et de la réfutation des raisonnemens, qui tendraient, tout à la fois, à présenter, la relation Médico-Judiciaire comme inexacte, incomplète ou fausse, et le Médecin lui-même, comme un *malhonnête homme.*

Pour ce qui est des études de Droit que des auteurs estimables voudraient que les Médecins-Légistes eussent faites, il ne serait pas plus juste et plus utile de les exiger de la part du Médecin-Légiste, qu'il ne serait juste et utile de vouloir que les Magistrats eux-mêmes fussent aussi Médecins.

Si l'on voulait que les uns et les autres connussent seulement les points de contact des deux Sciences, on aurait parfaitement raison, sans doute. Mais si l'on exigeait qu'ils fissent des études spéciales, assez soutenues et assez profondes, pour que le Magistrat fut à même de donner un avis de quelque valeur dans un cas très compliqué de Médecine; et que le Médecin-Légiste fut, à son tour, en état d'émettre une opinion motivée, quand il s'agirait d'une question de Droit extrêmement importante par ses conséquences, et d'ailleurs hérissée de difficultés : il ne doit être douteux pour personne que l'on aurait alors très grand tort.

Quant au jugement à porter dans les affaires *Médico-Judiciaires*, je ne sauriais nullement adopter la manière de voir de M. Fodéré : c'est aux seuls Magistrats et Jurés qui ont assisté aux débats et pris connaissance de toutes les pièces du procès, qu'il appartient de prononcer le jugement devant condamner ou absoudre. Le Médecin-Légiste s'est acquitté de ses obligations dans toute leur étendue, selon moi, quand il a répondu catégoriquement, à toutes les questions sur lesquelles ses lumières avaient été invoquées par les Magistrats. Loin de penser comme M. Fodéré, que le jugement doive, dans beaucoup de cas, être prononcé par le Médecin-Légiste, je suis d'avis, au contraire, qu'il ne doit jamais assumer sur lui une pareille responsabilité; et que, s'immiscer ainsi dans des décisions purement judiciaires, serait à la fois outrepasser ses devoirs, et envahir le domaine de la Magistrature, dont les limites doivent être aussi respectées par le Médecin-Légiste que par toute autre personne, de quelque profession qu'elle soit.

Mon sentiment est donc que, non-seulement, le Médecin-Légiste ne doit nullement se mêler de fonctions judiciaires, auxquelles il doit demeurer étranger; mais bien plus, que souvent il pourrait, *à la rigueur*, ignorer l'état de la Législation relative aux cas dont il s'occupe, sans que son Rapport en fût moins bon, et que ses fonctions de Médecin-Expert en fussent moins bien remplies. Je reconnais qu'il est, des circonstances dans lesquelles l'ignorance des Lois exposerait le Médecin-Légiste, chargé de faire un Rapport, à provoquer l'application de peines injustes, parce qu'elles seraient trop fortes, quoique le texte même de la loi les eût dictées. Mais s'il se trouve alors dans la fâcheuse alternative, ou de mentir, en présentant une blessure comme moins grave qu'elle ne l'est, ce qui serait cause qu'on ne punirait point assez le coupable; ou bien, de dire toute la vérité, en le fesant punir beaucoup plus sévèrement qu'il ne l'aurait fallu : ce n'est ni sa faute, ni celle de l'Art ; mais c'est uniquement la faute de la loi, qui étant dès lors évidemment vicieuse, devrait être absolument modifiée.

Quelque désir qu'aient les Juges d'obtenir du Médecin-Légiste, des réponses claires et positives qui les mettent à même d'appliquer facilement les divers articles des lois, ses réponses ne doivent jamais être que l'expression de sa conscience.

Il ne faut pas oublier que souvent les acquisitions nouvelles d'idées en Médecine-Légale, ont eu pour résultat la substitution du doute, à ce qui, à une époque moins éclairée, était regardé comme une certitude. Les réponses que l'on adressera aux Magistrats auront donc immuablement un caractère de doute, de probabilité, à divers degrés, ou de certitude, selon le sentiment que la réflexion et la conscience auront elles-mêmes fait adopter.

Je profiterai de cette occasion pour dire que, quelque recommandable que soit M. Fodéré, plus encore par le soin qu'il a apporté dans la composition de son *Traité de Médecine-Légale* et les nombreuses recherches qu'il a été obligé de faire, que par sa Philosophie, je ne puis m'empêcher de trouver trop hardies plus d'une de ses assertions; et qu'adoptées, sans aucune restriction, les Doctrines qu'il a voulu consacrer, auraient parfois des inconvéniens très graves. Cela n'empêche pas que la Science et l'Humanité tout entières ne lui doivent beaucoup de reconnaissance, pour la publication de sa seconde édition, qui a rendu, tant à sa patrie qu'aux nations étrangères, un service presque égal à celui que, par la publication de son livre, PAUL ZACCHIAS lui-même avait rendu à ses contemporains.

CONCLUSIONS.

I. On a vu qu'après avoir aidé le *Législateur* dans la confection des lois, le *Médecin*, concourait à leur exécution ou à leur application, tantôt à l'occasion de l'*Hygiène* ou de la *Police-Médicale*, tantôt à l'occasion des *Administrations Civiles* ou *Militaires* dont il peut faire partie, tantôt à l'occasion de la *Médecine du For Interne*.

C'est là ce qui est cause, que, selon le point

de vue sous lequel elle est considérée, une même question *Médico-Politique* a pu être également indiquée dans plusieurs des divisions que j'ai établies : mais on se tromperait fort si l'on regardait cette circonstance comme une preuve de la confusion où l'on supposerait que tous ces objets doivent être dans mon esprit. Je crois, au contraire, être parvenu à classer toutes les matières concernant la *Médecine-Politique*, en général, et la *Médecine-Judiciaire* en particulier, d'une manière plus précise et plus méthodique qu'on ne l'avait fait jusqu'à ce moment.

II. Dans la question qui a servi de sujet à notre première épreuve, les mots *Ensemble Systématique*, m'ont paru une vraie pierre de touche à l'aide de laquelle nos Juges avaient voulu justement apprécier la trempe d'esprit, la logique, le jugement, la force de tête, en un mot, la Philosophie de chacun de nous : aussi, c'est sur l'*Ensemble Systématique de la Médecine considérée dans ses rapports avec les lois*, que j'ai concentré toute mon attention.

III. Je me suis attaché à présenter l'*Ensemble Systématique*, non-seulement, de toutes les questions *Médico-Judiciaires*, au moyen du *caractère que j'ai su créer;* mais encore, l'*Ensemble Systématique* de toutes les divisions de la *Médecine-Politique*, qui ont eté, et sont encore si souvent aujourd'hui, confondues avec ce qu'on appelle *Méd cine-Légale.*

IV. J'ai soigneusement banni de mon esprit tout plan qui m'aurait amené à énumérer, et à définir d'abord, les Sciences accessoires, et puis l'Anatomie, la Physiologie, la Pathologie, etc., pour faire voir ensuite le rapport sous lequel elles étaient utiles à la *Médecine* dite *Légale*, parce que j'ai voulu éviter, dans cette occasion, de reproduire une foule d'idées élémentaires si souvent développées dans les examens que je fais à la Faculté depuis plus de six ans, et qui d'ailleurs, j'ose le dire, ne me paraissaient nullement dignes, ni d'un public éclairé, ni de nos Juges, ni de moi-même.

V. On a pu remarquer que dans cet écrit, *fait à la hâte,* j'ai soigneusement respecté les limites de la *Toxicologie-Chimique*, de *l'Hygiène* et de la *Médecine-Vétérinaire.* En agissant autrement, j'aurais craint qu'on ne m'accusât avec raison : 1° de perdre de vue la nature de la chaire vacante; 2° d'oublier que MM. les Professeurs Ribes et Bérard, non-seulement, étaient pleins de santé et de vie, mais encore se trouvaient précisément au nombre de nos Juges; 3° enfin, que nous concourions, non pour une chaire de *Médedecine-Vétérinaire*, mais pour une chaire de *Médecine-Légale;* non dans une des *Ecoles spéciales Vétérinaires* de Toulouse, de Lyon, ou d'Alfort, mais dans l'ancienne *Ecole de Cos*, mais dans la *célèbre Faculté de Médecine de Montpellier.*

VI. Enfin, j'ose espérer que tout lecteur impartial sera forcé de reconnaître que j'ai rendu quelques services à l'*Etude et à l'Enseignement de la Médecine* dite *Légale;* et que, comme je n'ai pas craint de l'avancer, cette Science sera désormais, *mieux dénommée*, *mieux définie*, *mieux divisée* et surtout *mieux limitée*, qu'elle ne l'avait été jusqu'à ce jour.

FIN.

TABLE DES MATIÈRES.

Avant-Propos.

Première Partie.

Deuxième Partie.

Classification des questions Médico-Judiciaires.

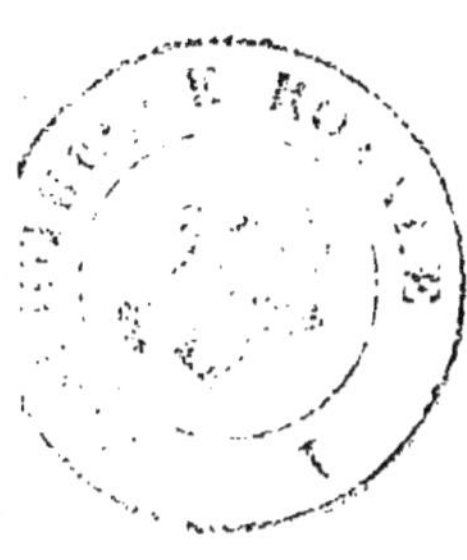

FIN DE LA TABLE.

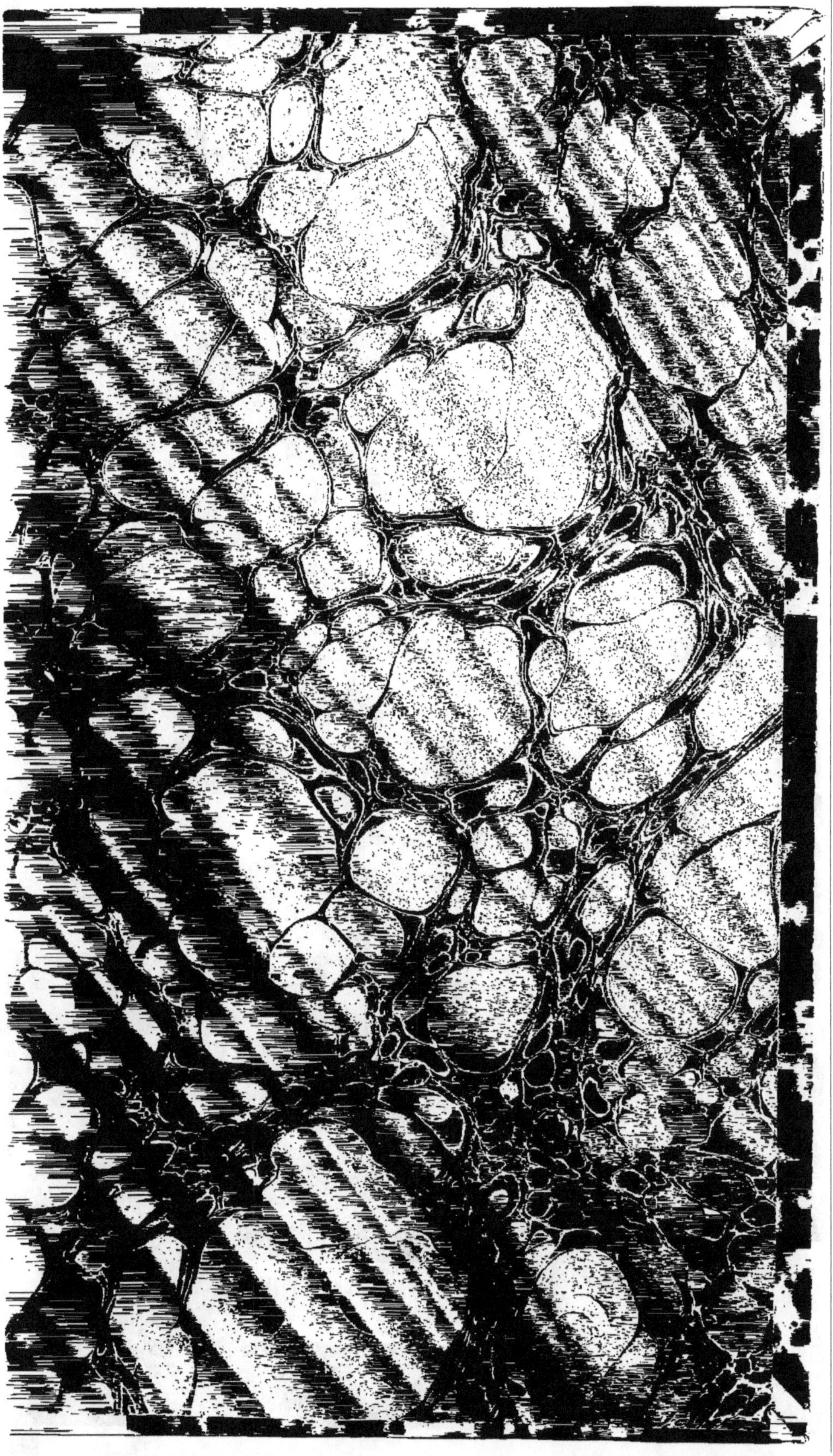

BIBLIOTHEQUE NATIONALE DE FRANCE
3 7531 00410883 4

www.ingramcontent.com/pod-product-compliance
Lightning Source LLC
Chambersburg PA
CBHW071837200326
41519CB00016B/4149

* 9 7 8 2 0 1 9 5 9 5 0 4 3 *